古方中的养肺家常菜

简易古食方护佑全家人丛书

余瀛鳌　陈思燕　编著

中国中医药出版社

·北京·

前言

我国传统在治疗疾病的同时，非常重视饮食的调养作用。做好了日常饮食的功课，一方面可以起到辅助治疗疾病的作用，另一方面可以起到预防疾病发生、发展的作用。这也是我国药膳食疗一直受到大众高度重视的原因。

中医认为"药食同源"，食物与药物同出于大自然，密不可分，只是具有各自的形、色、气、味、质等不同特性，本质上并没有严格区别。

食物一般偏性较轻，作用和缓，适用人群广泛，常服无碍；而药物偏性较重，食后反应强烈，有些甚至有毒性，必须对症，不宜久服。通过单纯的食物或药物，或食物与药物相结合来进行营养保健以及治疗康复，在我国传统中极为普遍。也有不少既可作为食物也可作为药物的材料，称为"药食两用材料"，在食疗中是最为常用的。如在众多的本草、方剂典籍中，枸杞子、山药、羊肉、乌鸡、桂皮、生姜、枣、椒、茴香、扁豆、薏米、甘草、茯苓、酒、醋等材料出现的频率极高。

《寿亲养老新书》中说："水陆之物为饮食者不管千百品，其五气五味冷热补泻之性，亦皆禀于阴阳五行，与药无殊……人若知其食性，调而用之，则倍胜于药也……善治药者不如善治食。"

饮食永远是一个人健康的根基。《素问·五常政大论》中说："谷肉果菜，食养尽之。"《素问·脏气法时论》中说："五谷为养，五果为助，五畜为益，五菜为充，气味合而服之，以补精益气。"

如有一些身体不适，首先要用食疗调理，食疗无效时再用药疗。唐代医圣孙思邈在《备急千金要方》中说："凡欲治疗，先以食疗，既食疗不愈，后乃用药尔。"讲的就是这个"先食后药"的原则。

基于以上的认知，我们编纂了这套图书。它针对五脏保养和常见疾病，借鉴整理了大量中医典籍古方以及流传广泛的民间验方，每方都介绍来源出处、功效、做法、材料特性以及宜忌人群，有据可查，安全可靠。在选方时贴近现代生活，尽量不选用药材繁多、制作不便者。强调古为今用，不刻板地生搬古方，对现代生活中不便操作的部分做了替代和改良，使之更加实用。

本套系列图书以古方为基础，以食疗为手段，以健康为目的，帮助人们在日常生活中加强保养，重新发现日常食物的价值，以最自然的方式，让生命更加和谐、健康、安宁。希望这些古老的智慧和经验，成为生生不息的能量之源，守护一代又一代人的健康！

编者

2020年2月于北京

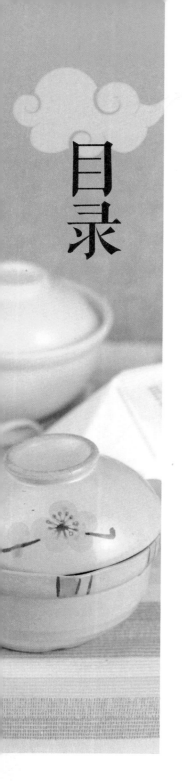

目录

 壹 **养肺就是增强免疫力**

正气内存，邪不可干，养好肺让你呼吸顺畅少得病。

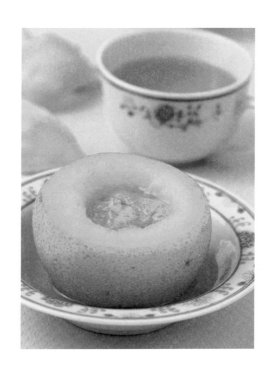

抗霾防疫，清肺排毒御外邪

适合处于大气污染、沙尘、呼吸道传染病流行环境中者。

感冒咳嗽，分清寒热好得快

适合风寒感冒、风热感冒、时行感冒等引起的咳嗽者。

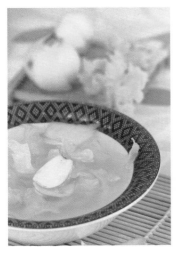
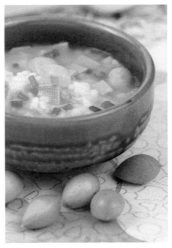
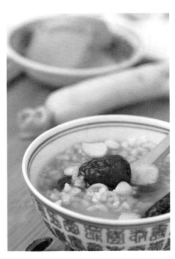

 缓解哮喘，呼吸通畅又平稳

适合过敏性哮喘、支气管哮喘、慢性支气管炎、肺气肿等有哮喘症状者。

伍 滋阴润燥，养肺补血不燥咳

适合肺阴虚所致肺燥干咳、秋燥干咳、干咳带血者。

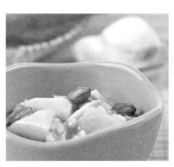
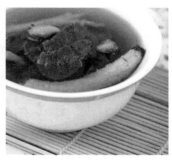
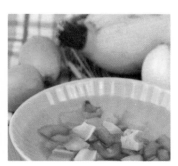

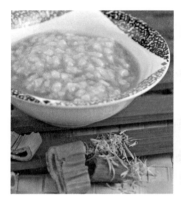
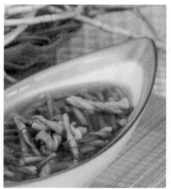
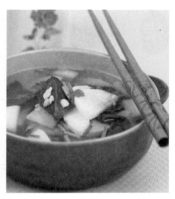

 清热化痰，止咳消炎抗感染

适合热毒瘀结所致的痰火咳嗽、肺炎、肺脓肿者。

柒 清咽利喉，咽喉爽利不肿痛

适合咽喉肿痛、咽干咽痒、急慢性咽喉炎、扁桃体炎者。

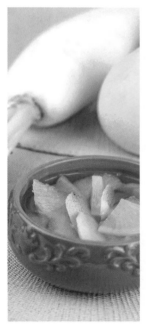
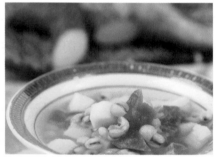
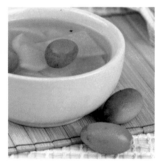
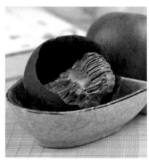
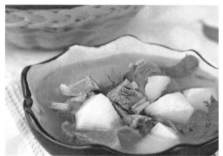

捌 补益肺气，虚劳肺病早调养

适合肺气虚弱所致虚劳咳嗽、老慢支、慢阻肺、肺结核、肺纤维化、肺癌者。

 # 玖 增强体质，小儿咳喘不用愁

适合小儿感冒、咳嗽、哮喘、肺炎等呼吸系统疾病者。

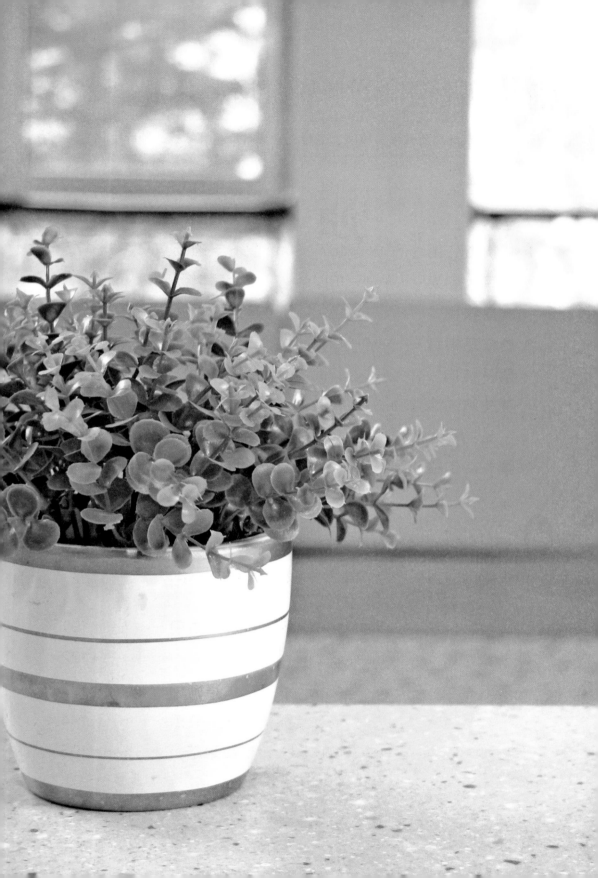

壹

养肺就是增强免疫力

正气内存，邪不可干，养好肺让你呼吸顺畅少得病。

养肺就是养出一身正气

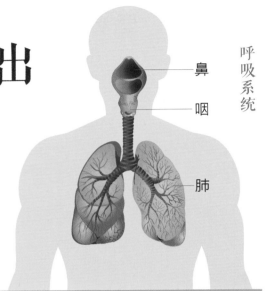

呼吸系统

鼻

咽

肺

肺部清爽，才能让人呼吸畅快、不咳不喘、轻松愉悦，并能起到提高免疫力、防犯外邪侵入的作用，这是由肺的功能和特点决定的。

肺是人体的呼吸器官，居于胸腔内，处于五脏最高位，又被称为"华盖"。肺通过气管、支气管等与喉、鼻相连，与外界直接相通。因此，喉被称为"肺之门户"，鼻被称为"肺之外窍"。因此，肺也代指人体的呼吸系统。

中医所讲的肺，除了具有呼吸功能外，还包括部分鼻咽、血液、体液代谢、免疫系统和体温调节等方面的功能。

■《素问·阴阳应象大论》："天气通于肺。"

■《素问·五脏生成》："诸气者，皆属于肺。"

■《素问·六节藏象论》："肺者，气之本。"

■《素问·经脉别论》："脉气流经，经气归于肺，肺朝百脉，输精于皮毛。毛脉合精，行气于府。府精神明，留于四脏，气归于权衡。"

■《灵枢·脉度》："肺气通于鼻，肺和则鼻能知香臭矣。"

■《素问·灵兰秘典论》："肺者相傅之官，治节出焉。"

肺主气，司呼吸

"肺主气"指人体全身的气均由肺来主持、调节和管理。主要包括以下三个方面的功能。

肺主呼吸之气

肺既是主管呼吸运动的器官，又是体内外气体交换的场所。肺从自然界吸入清气，呼出体内浊气，吐故纳新，以实现体内外气体的新陈代谢，维持人体正常的生命活动。

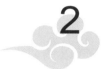

肺主一身之气

肺主持全身各脏腑经络之气，调节全身气机，并与人体真气的生成有关。

肺气助心行血

肺朝百脉，有辅助心脏推动和调节血液循环的功能。肺的气机通畅，气血运行才能和顺，津液输布及代谢也才能正常。

肺主气的功能正常，则气道通畅，呼吸均匀调和，清气吸入充足，气机容易调畅。若肺气不足或肺气不宣，不但会引起呼吸功能减弱，而且会影响人体真气的生成，从而导致呼吸无力、咳喘、气短、胸闷、体倦乏力、声音低怯、自汗、怕风、易感冒等症状。

肺主宣发与肃降

"肺主宣发"指在肺气的推动下，可使气血津液散布全身，内达脏腑经络，外至肌肉皮毛，无处不到以滋养全身的脏腑组织。

"肺主肃降"指肺气以清肃下降为顺以保证气和津液的输布，使之下行，维持水液运行，并下达于膀胱而使小便通利。

如果肺的宣发和肃降功能受损，就会引起肺气不宣、肺失肃降或肺气上逆等病理变化，出现咳嗽、喘促、胸闷、尿少、水肿等症。

肺主通调水道

肺有调节人体水液代谢的作用。一是通过宣发功能调节汗液的排泄；二是通过肃降功能维持人体水道的畅通，避免发生水液停聚而生痰、成饮，甚至出现小便不利、水肿的状况。

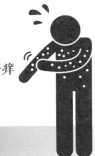

肺气弱者
皮毛不润泽，粗糙干痒
皮肤病多发

肺主皮毛

肺在体合皮，其华在毛。皮毛为一身之表，是人体抵抗外邪的屏障。肺功能好，则皮毛润泽光亮，汗孔开合正常，外邪也不易通过皮毛入侵人体。若肺气虚弱，一方面容易伤风感冒、多汗或无汗，另一方面，容易导致皮毛憔悴枯槁，各类皮肤病多发。

肺开窍于鼻

鼻是肺的门户，气体出入的通道，与肺直接相连，又称为"肺之窍"。肺部疾病也多由口鼻吸入外邪所引起。肺气调和，则鼻窍通畅，呼吸通利，嗅觉灵敏。若肺有病，则可出现鼻塞流涕、嗅觉异常，甚至鼻翼扇动、呼吸困难等症。

肺为娇脏，易被邪侵

肺功能直接受到外界环境变化的影响。自然界的寒、湿、燥、热等邪气多直接从口鼻而入，影响到肺而致病。故肺被称为"娇脏"，是人体最易被外邪侵袭的器官。尤其对于老年人、体弱者、久病者和儿童来说，肺更为娇弱。

肺喜润恶燥

肺的特点是喜清润而恶温燥。其中，燥邪最易伤肺。所以，养肺应加强清肺润肺，养阴生津，避免干燥，补充足够的水分，保证肺和呼吸道润滑、清爽。

肺在志为忧（悲）

忧（悲）情绪会使气不断消耗，最易伤肺。反之，在肺气虚时，也易于产生悲忧的情绪变化，使心情难以畅快。

肺与大肠相表里

肺与大肠为表里关系，相互影响。如肺气宣降正常，则大肠之气通降，大便畅通，否则容易导致大便燥结、便秘。反之，大便积滞不通，也会影响肺气肃降，表现为胸闷喘满等。

肺与秋气相通应

秋属金，主收敛，秋气通于肺，秋季尤其要注意对肺的养护。秋季气候干燥，燥邪最容易伤人津液而致肺燥，出现口鼻咽干、燥咳、大便秘结、毛发干枯、皮肤干皱、容易感冒等问题，有咳喘宿疾者也容易复发。"燥者润之"，因此，秋季做好润肺工作，对肺部保养能起到事半功倍的效果。

秋心为愁，秋季易忧愁，过度则伤肺。故秋季养肺首先要调整好心理状态。

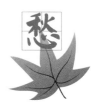

不可忽视的肺部警报

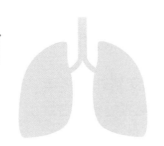

咳嗽

中医里将无痰有声称为"咳"，有痰无声称为"嗽"，有痰有声称为"咳嗽"。

咳嗽可以看作是内、外病邪犯肺，肺脏为了排除病邪所产生的一种病理反应。

咳嗽是由于肺气不清、失于宣肃、上逆作声而引起，是各类肺病的主要表现，并常伴有咳痰、打喷嚏、流涕、咽部不适、气促、咯血、发热、胸痛等其他症状。

咳嗽按不同病因主要分为外感咳嗽和内伤咳嗽。二者也可并发或互相影响，互相转化。

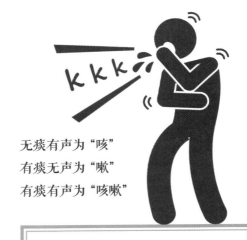

无痰有声为"咳"
有痰无声为"嗽"
有痰有声为"咳嗽"

■《景岳全书·咳嗽》："咳证虽多，无非肺病。"

■《医学心悟》："肺体属金，譬若钟然，钟非叩不鸣，风寒暑湿燥火六淫之邪，自外击之则鸣，劳欲情志，饮食炙煿之火自内攻之则亦鸣。"

■《河间六书·咳嗽论》："寒、暑、燥、湿、风、火六气，皆令人咳嗽。"

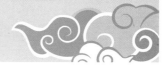

外感咳嗽

外感咳嗽为外邪犯肺，外感六淫之邪从口鼻或皮毛而入，使肺气被束、肺失肃降、肺气壅遏不畅所致。外感咳嗽多为新病，并伴有发热、头痛、恶寒等，起病较急，病程较短。

■ 风寒咳嗽：咳声重浊，气急，喉痒，咯痰稀薄色白，舌苔薄白，常伴鼻塞、流清涕、头痛、肢体酸楚、恶寒发热、无汗等表证。

■ 风热咳嗽：咳嗽、咳痰不爽，痰黄或稠黏，喉燥咽痛，舌苔薄黄，常伴鼻流黄涕、口渴、头痛、肢体酸楚、恶风、身热等表证。

■ 风燥咳嗽：喉痒干咳，无痰或痰少而粘连成丝，咳痰不爽，或痰中带有血丝，咽喉干痛，唇鼻干燥，口干，舌质红干而少津，苔薄白或薄黄，初起或伴鼻塞、头痛、微寒、身热等表证。

内伤咳嗽

内伤咳嗽为脏腑功能失调所致，常因劳累过度、情志刺激、烟酒辛辣、痰浊壅肺等因素引发。内伤咳嗽多为积年久咳，反复发作，起病慢，病程长，迁延不愈，无外感症状，常为慢性支气管炎及某些慢性肺部疾病。

■ 痰湿咳嗽：咳嗽反复发作，晨起咳甚，咳声重浊，痰多，痰黏腻或稠厚成块，色白或带灰色，胸闷气憋，痰出则咳缓、憋闷减轻。常伴脘闷食少、腹胀便溏、舌苔白腻。

■ 痰热咳嗽：咳嗽气息急促，或喉中有痰声，痰多稠黏或为黄痰，咳吐不爽，或痰有热腥味，或咳吐血痰，胸胁胀满，或咳引胸痛，面赤，或身热，口干欲饮，舌苔薄黄腻，舌质红。

■ 肺阴虚咳嗽：干咳，咳声短促，痰少黏白或带血丝，常伴有午后潮热，手足心热，夜寐盗汗，口干，舌质红，少津少苔。

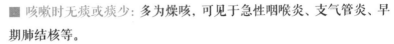

怎样鉴别痰

"肺为贮痰之器"，痰的多少、性状、颜色等能反映肺的状况。

■ 咳嗽时无痰或痰少：多为燥咳，可见于急性咽喉炎、支气管炎、早期肺结核等。

■ 清稀白痰：如果痰为清澈透明或白色的，且有小泡沫，多为风寒咳嗽、病毒感染或空气污染造成的刺激，不是太严重。

■ 黏稠黄痰：多为风热咳嗽，如伴有发热，也可能受到细菌性感染或化脓性感染。

■ 痰中带血：少量出血可能是咽喉微血管破裂导致，若经常发生或出血较多，则应及时就医，以免延误重症肺病治疗。

■ 粉色痰且带气泡：多为肺水肿。

■ 红褐色或咖啡色果冻状痰：常伴有胸痛和发烧，多为肺炎。

哮喘

哮与喘都有呼吸急促的表现
哮必兼喘，而喘未必兼哮

LULU

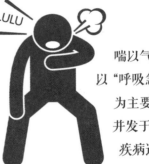

哮以声响言，
以"喉中哮鸣有声"
为主要特征，
是一种反复发作的
独立性疾病

喘以气息言，
以"呼吸急促困难"
为主要特征，
并发于急慢性
疾病过程中

哮病

哮病主要表现为喉中哮鸣有声，呼吸气促困难，甚则张口抬肩、喘息不能平卧。发作与缓解均迅速，多见于西医的支气管哮喘。

哮病的发生，为宿痰内伏于肺，每因外感、饮食、情志、劳倦等诱因而引触，以致痰阻气道，肺失肃降，肺气上逆，痰气搏击而发出痰鸣气喘声。其中尤以气候因素诱发为主，秋、冬、春寒冷季节发病率高，在我国北方更为多见。

喘病

喘病主要表现为呼吸困难，甚至张口抬肩、鼻翼扇动、不能平卧，严重者可出现喘脱之危重证候。喘病主要见于西医的喘息性支气管炎、肺部感染、肺炎、肺气肿、心源性哮喘、肺结核、硅肺等疾病。

喘病多因肺失宣降、肺气上逆或气无所主、肾失摄纳所致，病因复杂。患者多有慢性咳嗽、哮病、肺痨、心悸等病史，每遇外感及劳累而诱发。

■《灵枢·五阅五使》："故肺病者，喘息鼻张。"
■《灵枢·五邪》："邪在肺，则病皮肤痛，寒热，上气喘，汗出，喘动肩背。"
■《素问·举痛论》："劳则喘息汗出。"
■《丹溪心法·喘》："六淫七情之所感伤，饱食动作，脏气不和，呼吸之息，不得宣畅而为喘急。亦有脾肾俱虚体弱之人，皆能发喘。"

胸闷气短，呼吸困难

胸闷胀满、气短、呼吸困难不畅是慢性肺病、久病肺虚、痰瘀潴留的表现，每因复感外邪诱发或加重，常伴有咳喘、疲惫、乏力，严重者还会有胸部刺痛的状况，夜间尤甚，以老年人多见。

38℃

低热

长期低热，多于午后或傍晚开始，次日早晨正常，常伴有倦怠、乏力、夜间盗汗。如无原因的长期反复低热，还伴有咳嗽、咯痰、咯血等症状，要警惕肺结核或肺癌等严重肺病。

这些因素
都是伤肺元凶

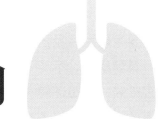

　　肺为娇脏，容易受到各种内外因素的影响。因此，要想保护好肺，提高自身的免疫力，就要远离以下各类伤肺因素，让肺能自由、畅快、清爽地呼吸。

外感邪气

　　"寒、暑、燥、湿、风、火"为六气，也称为六淫，皆会伤肺。此外，导致各种呼吸道传染病的病毒、细菌也可以看作是"温毒"，也是一种外感的邪气，对肺的影响尤其大。

风邪

　　风为六淫之首，其他外邪多随风邪侵袭人体。所以，外感咳嗽常以风为先导，或挟寒，或挟热，或挟燥，其中尤以风邪挟寒者居多。风邪伤肺多表现为头项强痛、鼻塞流涕、头面微肿、咽喉肿痛、恶风发热、汗出等症状。

寒邪

　　寒邪在冬季最盛，夏秋之交、天气转凉时也易受寒邪侵扰，尤其是老人、儿童等免疫力较差、正气不足者，更易受寒而引发肺系疾病。"形寒饮冷伤肺"，饮食寒凉也是一种寒邪，尤应小心。寒邪伤肺多见恶寒、发热、无汗、咳嗽、痰白而稀等症状。

湿邪

过于潮湿处或阴雨绵绵时湿邪偏盛。湿邪黏腻重浊，水湿停聚，最易于肺部生成痰饮，使人肺气壅滞。湿邪伤肺多表现为胸部胀闷不舒、痰多咳嗽、痰黏不易咳出、鼻涕黏腻不爽、身面水肿等。以慢性支气管炎、胸腔积液、肺心病等患者多见。

温毒

冬春、春夏季节转换时，容易出现各类肺部及呼吸道传染病，如流行性感冒、肺炎、肺结核等。此类邪气也被称为"风温""温毒疠气"，即病毒或细菌等具有传染性的致病物质。"此气之来，无论老少强弱，触之者即病。邪自口鼻而入，首先犯肺"。温毒横行时需加强防范。

热邪

暑热火盛，或春温而热，或秋凉温燥，或冬寒而反温，都易感热邪而致病。热汗后受风尤应小心。此外，好吃辛辣烟酒或因痰湿、瘀血而化生内热者，也易致病。热邪伤肺常表现为各种肺炎、急性鼻炎、咽喉炎、扁桃体炎、急性气管炎等。

燥邪

肺喜润恶燥，干燥的环境耗损肺阴，使人津液不足，皮毛失养，脏腑孔窍皆干涩，表现为皮肤干燥、鼻干咽燥、口唇燥烈、舌干少津、小便短少、大便干结等。秋季燥邪偏盛，如与寒邪合犯人体，更易导致感冒、咳嗽或肺病发作。

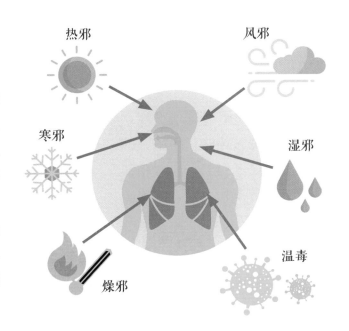

环境污染

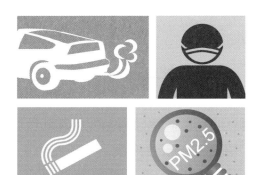

吸烟

吸烟导致肺阴损耗，肺燥不润而伤肺，抑制肺的防御功能。烟中还含有大量有毒致癌物质，破坏整个呼吸系统的平衡，增加肺部感染的机会，诱发各种肺病，如上呼吸道感染、气管炎、支气管炎、慢阻肺、慢性咽喉炎等，肺癌的发病率也远高于不吸烟者。二手烟也有同样的不良影响。

厨房油烟

长期在厨房煎炒烹炸，处于烟熏火燎的环境中，肺部吸入过多的油烟，对肺部健康也有不利影响。因此，在日常烹调中最好少用煎炸、烧烤、烟熏等方法，并配备好排烟通风设备，做好自我防护。

空气污染

空气污染、沙尘、PM2.5严重超标时，最好减少外出活动。外出时必须戴好口罩，做好防护。尽量远离汽车尾气集中的主干公路、冒着黑烟的烟囱、尘土飞扬的工地等不良环境。室内则少去密闭、通风不良的场所、刚刚装修完的房间等。

如果因为职业需要，长期处于化工厂、家具厂、棉纺厂、某些机械加工厂、各类矿区、垃圾处理场等高粉尘或化学物质、恶臭气体的污染环境中者，一定要严格进行劳动保护，佩戴专用口罩及防毒设备，保护好自己的肺，否则易患支气管炎、哮喘、肺气肿、肺纤维化、肺心病以及肺癌。

劳倦伤肺

劳倦是指过度劳累，包括劳力、劳心、房劳，其中以劳力最为伤肺，劳心、房劳次之。

"劳则耗气"，体力劳动过度耗伤肺气，易导致体倦困乏、少气懒言、喘息汗出等症状。如肺结核、慢性支气管炎、肺气肿、肺心病等，都常因过度劳累诱发或加重。因此，体力劳动者应注意休息，劳逸结合，避免过度疲劳。

饮食不当

嗜好烟酒容易内生火热，熏灼肺胃，灼津生痰。

过量食用辛燥刺激性食物，如辣椒、大蒜、葱、芥末、烧烤、麻辣火锅等，容易耗伤肺气，损伤肺阴，引起燥咳。

过食生冷寒凉食物及肥甘厚味，容易损伤脾胃，致痰浊内生，痰浊上阻于肺，致肺气上逆而作咳。尤其是夏季，喝大量冰水冷饮，秋季易发肺病。

情志刺激

肺在志为悲，"悲哀太甚则伤肺"。悲忧、哀愁的情绪太过时，易耗伤肺气，多表现为常叹息哭泣、气短懒言、精神萎靡、意志消沉、反复咳嗽甚至咯血、迁延不愈。《红楼梦》中的林黛玉悲愁过度导致肺病不断加重，难以医治，就是这个道理。

其他的情志刺激过度，如愤怒、忧虑、惊恐等，也都会间接影响人体气机通畅，肝郁气滞，化火灼阴，进而伤肺。

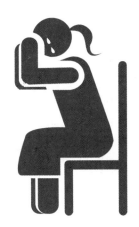

肺病的主要类型

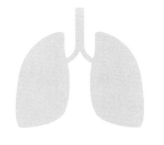

　　肺脏娇弱，不耐寒热，又为清肃之脏，不容异物，故外感和内伤因素都易损伤肺脏而引起病变。肺病多以气机升降失常的证候为主，有寒、热、虚、实之分，主要有以下类型，在调养时各有不同原则和方法。

	主要表现	病因	养肺原则
肺气亏虚	面色淡白，咳喘无力，痰多清稀，倦怠神疲，少气懒言，动则气喘，语音低怯，自汗怕冷，恶风形寒，容易感冒，舌质淡，苔薄白	肺气不足，卫气不固，多有劳伤过度、久病咳喘病史，一般起病缓，病程较长	补益肺气
肺阴亏耗	形体消瘦，口干咽燥，声音嘶哑，干咳少痰，喘咳或痰中带血，五心烦热，午后颧红，潮热，盗汗，少寐多梦，胸部隐痛，舌质红，少苔少津	津亏不润或阴虚生热，多由咳嗽日久、损伤肺阴、失于清肃、虚热内生引起	滋养肺阴

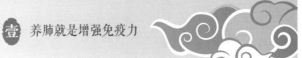

	主要表现	病因	养肺原则
寒邪束肺	恶寒发热，咳嗽，咳痰清稀色白，头痛，周身酸楚，鼻塞声重，流涕清稀，咽痒，喷嚏，无汗，口不渴，舌淡，苔薄白	多由气候急剧变化或起居不节、感受风寒之邪、肺气失宣致病	解表疏风宣肺散寒
燥热犯肺	咽喉干痛，唇鼻干燥，干咳无痰或痰少，不易咳出，口渴，大便秘结，舌红，苔薄白或薄黄干燥	多因秋季久晴无雨，温燥病邪内犯于肺，耗伤肺津，致肺失濡养、清肃不行而发病	生津润燥
风热袭肺	咽喉肿痛，口渴喜饮，咳嗽痰稠，鼻塞流涕，发热，微恶风寒，气喘息粗，咳引胸痛，舌色偏红，苔黄	多因气候温暖多风，起居不慎，或正气下降，感受风热之邪侵袭肺系而致	宣肺化痰疏风清热
痰浊阻肺	咳嗽痰多，色白黏稠，气息急促，喉中痰鸣有声，甚至倚息不能平卧，胸脘胀闷，倦怠乏力，食少难消，大便不畅，舌质淡，苔白腻滑	多因湿邪困脾，运化失职，聚湿邪为痰，上渍于肺而引起	燥湿化痰

男女老少
的养肺重点

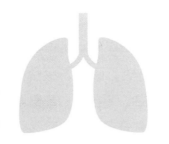

男人养好肺，精神好不困倦

男人养好肺，才能保持良好的精神状态，体力充沛，气足有神，声音洪亮，不萎靡，不疲乏，给人自信和有活力的感觉。

男人是肺病的高发人群。一是男性往往从事高强度体力劳动，过度劳累易伤肺；二是男性与外界接触更多、更频繁，受外邪侵袭、各类温毒传染以及外界不良环境污染的机会也更多，易引发肺部感染；三是男性吸烟者较多，而肺癌多发于40岁以上的吸烟男性，已成为我国男性死亡率最高的癌症。正是由于男性有以上易感肺病的特点，在调养时就要重点在这几方面加强调护。

尽早戒烟

吸烟对肺的危害毋庸多言，有吸烟习惯的男性应尽早戒烟，二手烟也应避免。

劳逸结合

许多艰苦、危险、污染、重体力劳动均由男性承担，此类工作者要注意劳逸结合，保证休息和睡眠，不要长期透支体力，使免疫力下降，感染肺病。

少生气

气大伤身，生气会使人体气机逆乱，甚至肺泡破裂，"肺气炸了"，则对肺有严重损伤。

户外工作者加强自我保护

长期户外工作者要注意气候变化，及时增减衣物，防范风、寒、燥、湿、热、火等邪气侵袭。有传染病流行、又不得不接触人群时，要戴好口罩防护，最好能提前服用板蓝根等药物预防。另外，还要注意个人卫生，勤洗手和口鼻、勤洗澡、勤换衣也能起到一定的防疫作用。

女人养好肺，皮肤好有光泽

肺主皮毛，女人养好肺，皮肤毛孔开合顺畅，才能使皮肤毛发细腻润滑，有光泽。如果阴虚肺燥，皮肤就会粗糙干皱、瘙痒，毛发干枯脆裂。如果肺的湿热较重，会使毛孔堵塞，造成痤疮、疔肿及脓疮。肺虚也是一些顽固性皮肤病的根源，在调养好肺的前提下，才能更好地治疗。

调节情志最重要

女人往往比较感性，容易受情志因素影响，尤其是悲忧情绪最为伤肺。因此，女人在养肺时首先要调理好情绪。

每个人都会有不开心、苦闷、烦恼的事情，不要一直放在心里，切勿长期处于悲苦、怨恨的状态中。可以找朋友倾诉排解，或寻找快乐来驱散苦闷，或思考方法来解决问题。"人生不如意事十有八九"，对于不如意之事，能改变的去努力改变，不能改变的则要学会接受，积极乐观的心态是养肺的一剂良药。

健康烹调，减少油烟

烹调时少用煎炸、烧烤、烟熏等方法，打开厨房排烟设备，尽量减少油烟吸入。

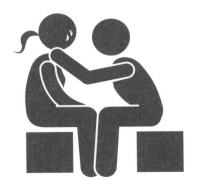

老人养好肺，呼吸畅更长寿

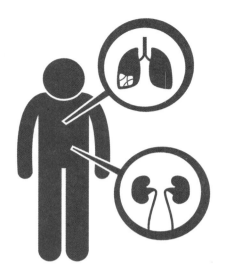

老年人脏腑功能减弱，以肺气虚多见，正气不足，邪气就会侵入，故易患感冒、肺炎、慢性支气管炎、肺气肿、肺心病、肺癌等病。同时，老年人也多肾虚，影响纳气功能，兼有肺病时，往往喘息加剧、呼吸困难、器官衰竭，危及生命。因此，老年养肺应肺肾同补。

加强保暖防风寒

老年人多阳气不足，肺气虚弱，畏寒肢冷，要格外注意防风保暖。冬季严寒时减少外出活动，如要外出，戴好围巾、帽子，最好戴口罩，严防寒风从口鼻、颈项及头部侵入。

保证大便畅通

肺与大肠相表里，肺的肃降能让毒素从大便而出，同时，保证大便通畅也可以清降肺气。老年人容易因气虚而便秘，平时可多食用蜂蜜、芝麻、核桃等润燥的食物来预防，对润肺养肺也有好处。

感冒咳嗽及时治疗

老年人感冒可不是小事，如果未及时治疗或治疗不彻底，很容易转成肺炎，甚至危及生命。如果老年人长期咳嗽不愈，且有低热，应尽快到医院检查，明确病因，不要延误。

注意居室环境

老年人居家时间长，居室环境的好坏对身体影响很大。良好的居室环境应为阳光充足，清洁卫生，通风良好，温湿度适宜。在疫病流行时期，最好定期进行室内消毒，少去人多封闭的场所。

儿童养好肺，少感冒少咳嗽

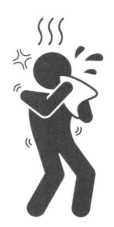

小儿"肺常不足"，冷暖不会自调，特别容易感冒、咳嗽，一不小心就转成了肺炎。肺是人体发育最晚的器官，不少儿童先天肺弱而患有哮喘，成年后才逐渐好转。对于儿童养肺，一方面要养护，另一方面也要锻炼，让孩子逐渐提高免疫力。

常保三分饥与寒

孩子对外界冷热的感知和调节能力较差，气候转变时应及时增减衣服，防止过冷或过热。俗话说"要想小儿安，三分饥与寒"，尤其是现在的儿童，往往是吃得过饱，穿得过暖，小儿本来就阳气偏盛，身上"一把火"，吃得太饱易生内热，穿得太多容易出汗后受风，反而更易感冒。因此，儿童最好要做到饥饱适度，多吃些梨和萝卜以润肺燥，清肺气，防咳嗽。穿衣则应以比成年人少穿一件为宜。

适当户外锻炼

儿童应加强锻炼，多进行户外活动，提高心肺功能，也能增强机体防御外邪入侵的能力。但锻炼要适度，不要出汗过多，耗气过大，造成疲累，尤其汗后要及时擦干，注意防风。

注意防病

少带小儿去拥挤的公共场所，少与咳嗽患者接触，减少感染机会。大气污染严重时避免带孩子外出。感冒流行期间，要加强食疗或服中药预防。同时，要让孩子多休息，多喝水，保证睡眠。上幼儿园和小学的孩子容易交叉感染，更要加强个人卫生和自我保护措施。

养成好习惯，
呼吸更清爽

笑口常开能宣肺

中医有"常笑宣肺"一说，笑口常开就是最有效的养肺方。

大笑能调节人体气机升降，使胸肺扩张，肺活量增大，不自觉地进行深呼吸，吸入清气，呼出浊气，清理呼吸道，使呼吸通畅，并可吸收更多氧气，使全身血液及脏腑含氧量增加，血液循环更良好，脏腑功能更强大。笑还能使气血调和，愉悦心情，解除胸闷，消除疲劳，恢复体力，祛病健身，是养肺的良药。

笑口常开
是最简单的养肺法

森林浴，洗洗肺

肺不好者最好能经常去空气环境良好的地方休息调养，如林木茂盛的公园、林间山谷等。这样的地方环境清幽，草木葱茏，负氧离子含量高，PM2.5指数低，令人神清气爽、心情舒畅。在草木林间，多做深呼吸，能起到洗肺、宁心的效果，又被称为"森林浴"。

深呼吸时，吸气要深长而缓慢，用鼻吸气，最大限度地扩张胸腹部，屏息1秒后，再用口缓慢呼气，直至吐尽，屏息1秒再重复。

室内清洁多通风

室内应保持清洁卫生，减少浮尘和容易吸入口鼻的污物。如果是传染病流行期，应加强室内消毒。如用醋熏蒸房间，预防感冒。如家中有感冒、咳嗽或肺病患者，可将其用过的衣物被褥在阳光下晒一晒，用84消毒液擦洗房间家具及地面，或稀释后喷洒在房间内，尽量避免传染他人。

多开窗通风是保证空气清新、净化室内空气最简单有效的方法。让屋子里面的空气流通起来，可以赶走室内细菌。只要不是重度污染，建议每天开窗至少2次，每次10分钟。如果是重度污染的天气，可以在室内使用空气净化器。

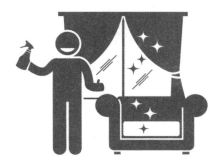

远离污染环境

不要在马路边、停车场跳舞、锻炼、下棋、打牌，那里的空气污染最严重，对肺是极大的威胁。少去有各类污染、卫生环境不良的场所，远离吸烟者以及有发热、咳嗽、流鼻涕、打喷嚏症状的人。

刚刚装修好的房间，或满屋新家具时，室内往往甲醛等有毒物质超标，最好不要入住，等通风几个月之后再入住比较安全。密闭小环境，如汽车、卫生间内最好少用香水、香熏、空气清新喷雾等化学物质，最好还是多开门、开窗通风。

大气污染严重时尽量减少外出，出门要戴口罩防护。不要再去跳舞、锻炼了，以免吸入更多的不良气体，不仅伤肺，还会伤害心血管，越练越糟。冬季清晨正是最寒冷、大气污染最严重时，年老体弱者尤其不宜外出锻炼。

注意个人卫生

流感、肺炎、肺结核等呼吸道疾病多通过飞沫传播，令人防不胜防。带病菌的飞沫可能污染口、鼻、眼，还可能附着在脸部、毛发、手等皮肤裸露处，手触碰后又再次污染口鼻，使病菌进入呼吸道而致病。

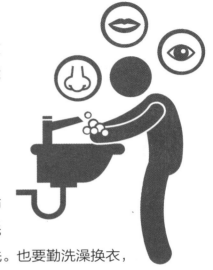

平时注意个人卫生，养成勤洗手的好习惯，可以有效预防呼吸道传染病。在流感、肺炎等疾病流行时，从外面回家后，应先认真洗手、洗脸，口、鼻、眼等孔窍处均应仔细清洗。也要勤洗澡换衣，衣物常在阳光下晾晒，起到杀菌消毒的作用。

肺病患者多做腹式呼吸

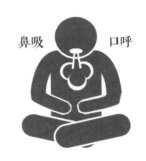

鼻吸　　口呼

肺病患者最好养成腹式呼吸的习惯，有利于慢阻肺和肺气肿患者病情的缓解。慢阻肺患者常呼气困难，主要是因为气管分泌物导致气道变窄，此时用力呼气，会导致气管的进一步塌陷，气体呼不出去，会让肺部越变越大。腹式呼吸是真正有效的呼吸方式，慢阻肺患者可以通过练习建立这个呼吸习惯。

端坐，双手交叠，手心捂住肚脐下。用鼻子缓缓吸气，感受到腹部慢慢隆起，一直到不能再吸为止，屏住呼吸，感受腹腔上方的紧张感。用口呼气，感觉到把紧张部位松开。反复进行。

腹式呼吸要匀细深长，呼吸的时候需精神放松，意念放在丹田（小腹）处。

呼吸越慢越好，越匀越好，越深长越好。每天有意识地练习腹式呼吸，时间长了，便成为日常的呼吸习惯。

适度运动，莫出大汗

适度运动有助于提高心肺功能，增强抗病能力。年轻、无肺病者可进行有氧运动，如快走、慢跑、骑自行车、爬山等，以感觉轻松舒畅、不疲累为宜。已有肺病者或年老体弱者可选择散步、太极拳、站桩等，以舒缓的低消耗运动为主。

运动要避免疲累，尤其要避免气喘吁吁、大汗淋漓、浑身酸痛的运动，以免伤津耗气，加重胸闷憋气的感觉，不利于肺部养护，也容易受风而发病。

按摩鼻子也护肺

入秋之后，如果鼻黏膜干燥不适，或在呼吸道疾病流行时，都可以经常按摩鼻子，能起到调养肺气，预防鼻塞、流涕和伤风感冒的作用。

将两手互相摩擦至热，用双手食指指腹沿鼻梁、鼻翼两侧上下反复摩擦。再用食指指尖点按鼻翼两侧的"迎香穴"，每次1~3分钟，以有酸胀感为度。

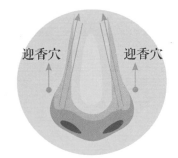

迎香穴   迎香穴

迎香穴位于鼻翼外缘中点旁开，鼻唇沟中。可疏散风邪，通利鼻窍，主治伤风引起的流鼻涕、鼻塞或过敏性鼻炎。经常按摩此穴，可祛头面之风，散巅顶之寒，促进鼻部周围的血液循环，使气血畅通，外邪不容易侵入体内，从而增强抗病能力，以达到预防感冒及肺病的作用。

饮食调养，润肺有良效

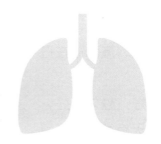

补足水分很重要

燥邪容易伤肺，如果人体水分不足，整个呼吸系统黏膜干燥、损伤，易出现阴虚肺燥、咽干口渴、干咳等症状，因此，及时补充水分是养肺的重要措施。润肺燥食疗品也多为汤水的形式，如茶、汤、羹、粥等。此外，多吃富含汁水的蔬菜、水果等新鲜食物，也是补水润燥的好方法。

成年人每天平均需水量在2500毫升以上，其中1500~2000毫升来源于直接饮水，余下的则从食物中摄取。直接饮用水一般不少于1500毫升，秋季由于气候干燥，饮水量还要再增加一些。

平时要养成主动喝水的习惯，不要等口渴了才想到补水。

白开水和矿泉水

常温的白开水和矿泉水是补水的最佳选择。肺最怕寒冷刺激，尽量不要喝冰水。

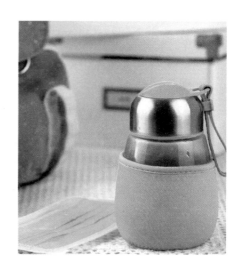

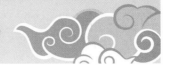

多汁的新鲜水果

新鲜水果中富含汁水，多有生津止渴的作用，一些水果还能清咽润喉、润燥止咳，如梨、枇杷、西瓜、葡萄等。多吃这类水果，可补水分，润肺燥，还能补充多种维生素，提高免疫力。

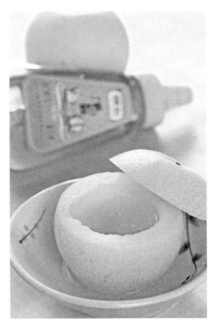

蜂蜜水

蜂蜜是补虚润燥的良药，能润肺止咳，缓解咽喉不适，还能润肠通便。尤其在干燥的秋季，多饮用蜂蜜水对润肺有益。

清肺茶

不少药材泡茶有清肺止咳、清咽利喉的作用，如甘草、桔梗、罗汉果、胖大海、芦根、桑叶等。随身泡杯"清肺茶"，既能满足补水需求，又能起到养肺作用。

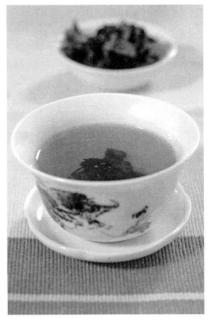

汤、羹、粥

汤、羹、粥都是半流质食物，水分含量很高，食材软烂，易消化吸收，可搭配各类药食材料，如排骨、山药、大枣、核桃等，口味也比较清淡，适合肺病患者补养食疗。

饮食清淡少刺激

饮食清淡能够避免呼吸道受刺激而发生咳、痰等不良反应。

烹调少油盐

油、盐摄入过多容易化生痰浊，或生热，壅滞阻肺而致病。

因此，日常烹调应少油少盐。一般每人每日摄入烹调油不超过25克，摄入盐不超过6克。

此外，日常饮食中也要少吃咸鱼、腌肉、泡菜、酱豆腐、咸鸭蛋等食物，油腻肥肉、油炸食物等均应少吃。

肺病期间避免刺激

肺病患者，尤其是呼吸道感染期间，最好少吃辛辣刺激的食物，如辣椒、胡椒、花椒、大蒜、孜然、芥末等。不要参加火锅、烧烤等聚餐活动，避免进一步刺激呼吸道，加重咳、痰、喘等不良反应，不利于肺部养护及炎症恢复。

辛味入肺应适度

辛味属金，入肺。适当食用可宣肺，但过度辛辣又会伤肺，食用时一定要注意"适度"。

辛味食物有大葱、生姜、大蒜、洋葱、香菜、韭菜、肉桂、辣椒、胡椒、花椒、孜然、芥末、薄荷等。

适度辛味可宣肺

辛味食物的辛香气味一般有升发宣散之功，并能行气、发汗、散瘀、活血，促进人体新陈代谢。适量食用辛味食物能宣发肺气，活化气血，解表发汗，散寒祛痰，尤其对体内有寒湿者可起到燥湿、祛寒的作用。如轻症风寒感冒、咳嗽、头痛者，食用些葱姜水即可缓解。

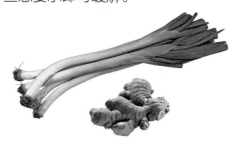

过度辛味可伤肺

过度食用辛味会耗散肺气、温燥伤肺而致肺阴亏虚，加重气虚喘咳、痰咳、干咳、燥咳、热咳、咳血等状况。如果已有肺病者，最好避免过食辛辣食物。

酸味食物可敛肺

酸味有收敛固涩的作用，能敛肺涩肠，固表止汗。一是能收敛肺气，止咳喘，避免耗散而气虚，适合肺虚久咳者；二是能收敛毛孔而止汗，适合因肺气不足所致体虚多汗者；三是能涩肠止泻，适合肺肾虚弱所致久泻久痢者。此外，酸味食物还多有理气化痰的作用，对养肺也有好处。

酸味食物多为水果，如山楂、苹果、柚子、柑橘、橙子、枇杷、柠檬、猕猴桃、芒果、柿子、乌梅、五味子等。醋、柠檬汁等调味料也可起到酸味食物的作用。

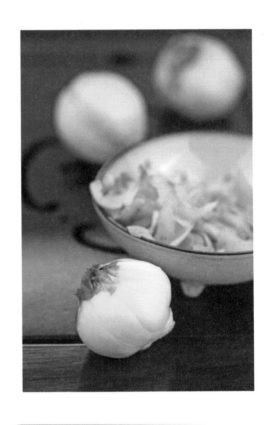

白色食物可养肺

在五行中，肺属金，对应颜色为白色。很多白色食物及中药材对养肺都非常有益，如百合、莲藕、牛奶、银耳、梨、甘蔗、白萝卜、荸荠、椰汁、山药、杏仁、燕窝、薏苡仁、莲子、川贝母、茯苓等，不妨多吃。

补益肺气这样吃

肺气虚者应以补益肺气为主，如慢性肺炎、肺结核、支气管炎、感冒、过敏性皮炎、过敏性鼻炎、急性肾炎等病症，多与肺气虚有关。

在饮食调养中，宜多吃山药、核桃仁、蜂蜜、杏仁、猪肺、牛肉、羊肉、鸡肉、鸭肉、莲子等食材，也可适当添加党参、太子参、西洋参、黄芪、甘草、冬虫夏草等益气中药材。

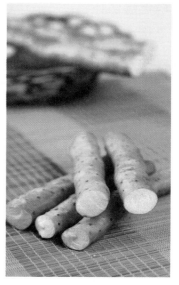

滋阴润燥这样吃

肺阴虚、肺燥者应以滋阴润燥为主，如肺结核、慢性肺炎、慢性支气管炎、肺心病、肺衰竭、过敏性鼻炎、过敏性哮喘、支气管哮喘等病症，多与肺阴虚有关。

在饮食调养中，宜多吃百合、银耳、猪肉、猪蹄、猪肺、杏仁、燕窝、梨、黑芝麻、蜂蜜、枇杷、莲藕等食材，也可适当添加麦冬、北沙参、玉竹、芦根等养阴中药材。

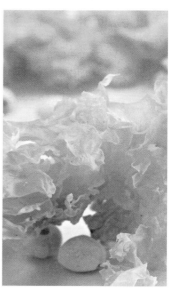

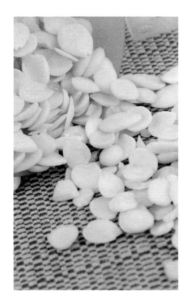

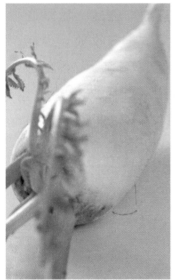

止咳平喘这样吃

咳嗽、哮喘都是肺病的常见症状，应根据寒热来对证调养。咳嗽多见于呼吸道感染、急慢性支气管炎、肺炎、肺结核、百日咳、支气管扩张等病症。哮喘多见于过敏性哮喘、慢性支气管炎和肺气肿等病症。

咳喘者在饮食调养中，宜多吃白萝卜、梨、枇杷、蜂蜜、银耳、百合、罗汉果、杏仁、猪肺、荸荠、海蜇、白果、柿子、松子等食材，也可适当添加川贝母、沙参、麦冬、玉竹、燕窝、枇杷叶、竹沥、桑白皮、冬虫夏草、紫苏子等中药材。

清热化痰这样吃

肺热痰多者应以清热化痰为主，以祛除体内湿浊痰热，止咳化痰，生津润燥，清利咽喉。

在饮食调养中，宜多吃白萝卜、梨、杏仁、橄榄、西瓜、柚子等食材，也可适当添加川贝母、桑叶、菊花、金银花、芦根、瓜蒌、桔梗、胖大海、罗汉果等中药材。

秋季食补重润肺

秋补宜滋阴润燥

肺与秋相通应，秋季容易因秋燥而发肺病，同时，秋季也是养肺的最佳时期。

为缓解"秋燥"，秋季饮食调养应以滋阴润肺、柔润温养为主。《饮膳正要》中说："秋气燥，宜食麻以润其燥，禁寒饮。"

秋季饮食宜多选择水分及油脂较多的食材，如芝麻、蜂蜜、百合、银耳、梨、葡萄、豆浆、核桃、杏仁、猪肉、鱼肉等来润养五脏。

少吃生冷寒凉或辛辣燥热的食物，远离烟酒，预防肺阴受损，避免呼吸道干燥所致的咳嗽、口鼻咽干、感冒等不适，也能防止原有的肺病复发。

秋补宜省辛增酸

《素问·脏气法时论》中说："肺主秋收敛，急食酸以收之，用酸补之，辛泻之。"酸可收敛肺气，而辛则耗散肺气，秋季宜收不宜散。因此，秋季应"省辛增酸"，多收敛，少耗散，才能起到滋养肺阴、避免肺火过盛、防止肺气耗散的作用。

酸味的水果，如杨梅、乌梅、苹果、猕猴桃、柚子、石榴、山楂等，可以多吃一些。而辛味的葱、姜、蒜、韭菜、辣椒等应少吃一些。

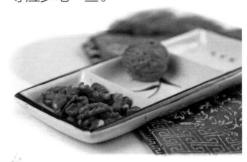

当季蔬果最相宜

秋季是收获的季节，各类食物非常丰富，盛产的蔬果不但新鲜，也正是秋季保养的最佳食品。秋季不妨多吃一些当季水果，如梨、枇杷、苹果、桃子、柚子、杨梅、葡萄、猕猴桃等。水果中富含汁水、糖和多种维生素，对润肺生津、降燥止咳十分有益。此外，秋季盛产的白萝卜、莲藕、莲子、山药、荸荠、小白菜、丝瓜、苦瓜、冬瓜、甘蔗、松子仁等，也都是滋阴润肺的好材料。

"贴秋膘"别过度

我国南北都有"立秋"贴秋膘进补的传统。从这个节气开始，很多人就进入大鱼大肉的进补模式了，这也是为身体抵御寒冷做好准备。适当吃一些富含油脂的肉类食物是有助于养阴润肺的，但也不宜吃太多，过度进补容易上火生痰。俗话说："鱼生火，肉生痰，萝卜白菜保平安。"为了避免痰火内生，冬季咳喘发作，还是要饮食平衡，肉、菜、果、粮齐备，少吃油炸辛辣、温燥上火的食物。

秋季宜补不宜泻

秋季应以滋补为主，即便肺燥上火，也不宜多吃寒凉食物来泻火，而应通过滋阴润燥的方法来降火。尤其是体质比较虚弱的老年人，寒凉泻火过度会令肺气更加虚弱，反而加重肺病，且易造成腹痛、泄泻等肠胃不适。

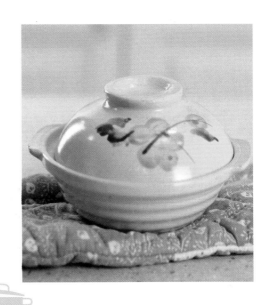

古方常用的养肺食材

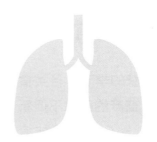

补益肺气的食材

山药
生津益肺，气阴双补，用于肺虚喘咳。

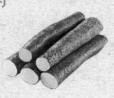

猪肺
益肺气，补肺虚，用于肺虚咳嗽、咯血。

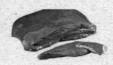

人参
补脾益肺，生津，用于肺虚喘咳、津伤口渴。

西洋参
补气养阴，清热生津，用于气虚阴亏、咳喘痰血、虚热烦倦、口燥咽干。

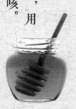

蜂蜜
补中润燥，用于肺燥干咳。

蜂蜜除了可单用外，也常搭配其他药食材料制成蜜膏，养肺效果倍增。徐徐含服下咽，可有效缓解咽喉及肺部不适，在肺病食疗中相当常用。

甘草

补脾益气，清热解毒，润肺止咳，用于咽喉肿痛、肺痿咳嗽。

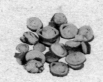

花生

补肺气，润肺燥，治燥咳。

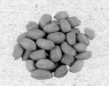

止咳平喘的食材

核桃仁

补益肝肾，纳气平喘，用于虚喘久咳。

白果

敛肺定喘，用于痰多喘咳。

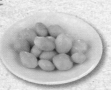

柿饼（柿子）

清热润肺，祛痰镇咳，用于肺痿、咳喘、吐血、热渴。

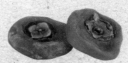

罗汉果

清热润肺，用于肺火燥咳、痰热咳嗽、咽痛失音、百日咳。

杏仁

祛痰止咳，平喘，用于外感咳嗽、喘满、喉痹。

鲤鱼

镇咳平喘，下气消肿，用于咳嗽气喘、咳逆上气。

冰糖

补中益气，润肺止咳，化痰，用于肺燥咳嗽或痰中带血。

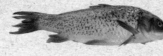

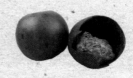

滋阴润燥的食材

豆浆
补虚润燥，清肺化痰，止咳，用于虚劳咳嗽、痰火哮喘、便秘等。

松子仁
滋阴润燥，润肺滑肠，用于肺燥咳嗽、肠燥便秘。

百合
养阴润肺，清心安神，用于阴虚久咳、痰中带血、肺热咳嗽、烦躁不安、喉痹等。

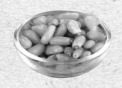

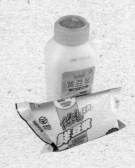

牛奶
润肺燥，养胃阴，补虚损，生津液，用于虚弱劳损、肺燥干咳。

黑芝麻
补肝肾，益精血，润肠燥，用于燥咳咽干、皮肤干皱。

银耳
补肺益气，养阴润燥，生津润肠，用于肺虚久咳、痰中带血、大便秘结。

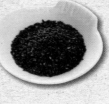

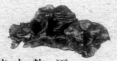

黑木耳
补血润肺，止血，用于肺虚咳嗽、咯血、吐血、衄血。

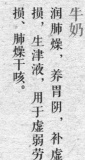

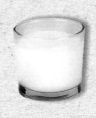

鸭肉

滋阴润燥，健脾养血，利水消肿，用于气阴两虚、痨热骨蒸、咳嗽、水肿、虚烦。

鸡蛋

滋阴润燥，养血除烦，用于热病烦闷、燥咳声哑、口渴咽干。

冬虫夏草

补肺益肾，止咳化痰，补虚止血，用于痰饮喘嗽、虚喘、痨嗽、咯血、病后久虚不复。

燕窝

养肺阴，化痰，止咳，用于肺虚痨嗽、咳喘、咯血、潮热。

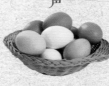

莲藕

清热润燥，润肠肺，生津液，凉血止血，散瘀血，用于热病烦渴、呕血、吐血、衄血。

玉竹

养阴润燥，生津止渴，用于肺胃阴伤、燥热咳嗽、咽干口渴、内热消渴。

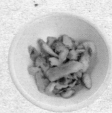

麦门冬

养阴润肺，清心除烦，益胃生津，用于肺燥干咳、吐血、咯血、肺痿、肺痈、虚劳烦热、消渴、热病津伤、咽干口燥、便秘。

沙参

清热养阴，润肺止咳，用于气管炎、百日咳、肺热咳嗽、咯痰黄稠。

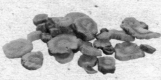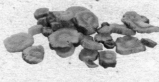

清热化痰的食材

竹笋

清热消痰，利窍通脉，用于心胸烦闷、狂热、头痛、眩晕、惊悸、瘟疫。

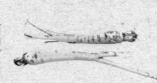

桔梗

宣肺利咽，祛痰排脓，用于咳嗽痰多、胸闷不畅、咽痛音哑、肺痈吐脓。

梨

清热解毒，润肺生津，止咳化痰，用于肺燥咳嗽、津伤烦渴、热咳、痰热惊狂、噎膈。

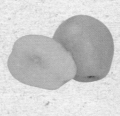

枇杷

润肺，止渴，下气，用于肺痿咳嗽、吐血、衄血、燥渴、呕逆。

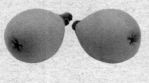

鱼腥草

清热解毒，消痈排脓，利尿通淋，用于肺痈吐脓、痰热喘咳、热痢、热淋、痈肿疮毒。

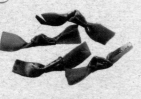

甘蔗

清热，生津，下气，润燥，用于热病津伤、心烦口渴、肺燥咳嗽、大便燥结。

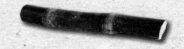

海带（昆布）

消痰软坚，行水消肿，平喘镇咳，用于甲状腺肿、慢性气管炎、咳嗽、水肿、高血压等。

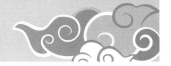

荸荠

清热止渴，利湿化痰，降压除烦，用于热病伤津烦渴、咽喉肿痛、口腔炎、肺热咳嗽、硅肺。

白萝卜

消积滞，化痰热，下气，宽中，解毒，用于痰嗽失音、吐血、衄血、消渴、食积。

丝瓜

清热化痰，凉血解毒，止血通淋，用于热病身热烦渴、痰喘咳嗽。

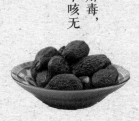

胖大海

清热润肺，利咽解毒，用于肺热声哑、干咳无痰、咽喉干痛。

海蜇

化痰软坚，散结，用于肺热咳嗽痰多、热病痰多神昏、中风痰涎壅盛、高血压。

柚子

消食化痰，清热解毒，降压除烦，下气宽胸，用于痰气咳嗽、肺热咽干、心胸烦闷。

冬瓜

利水消痰，清热解毒，用于咳喘、烦闷、消渴、水肿胀满。

芦根

清肺热，生津液，祛痰排脓，除烦止渴，用于热病烦渴、肺热咳嗽、肺痈吐脓。

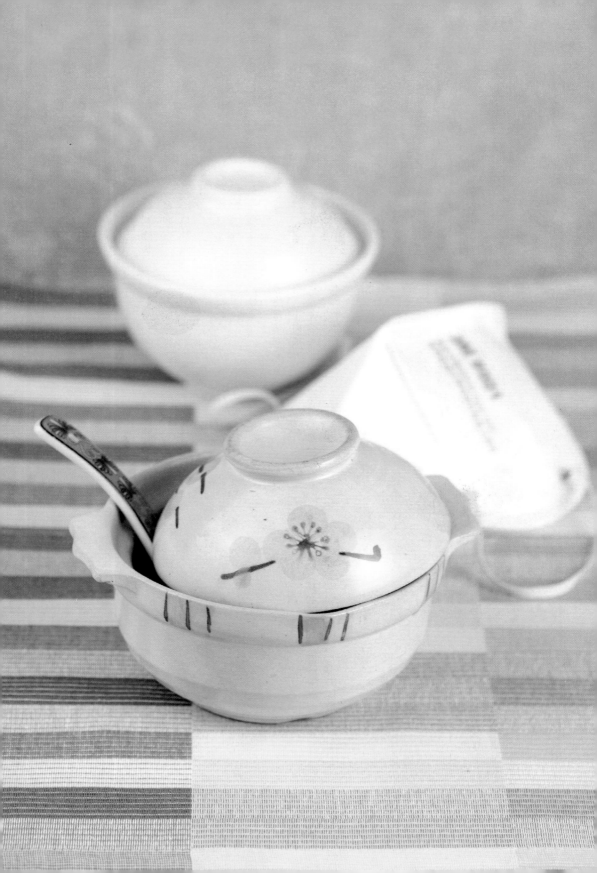

贰

抗霾防疫，
清肺排毒御外邪

适合处于大气污染、沙尘、呼吸道传染病流行环境中者。

杏仁豆腐

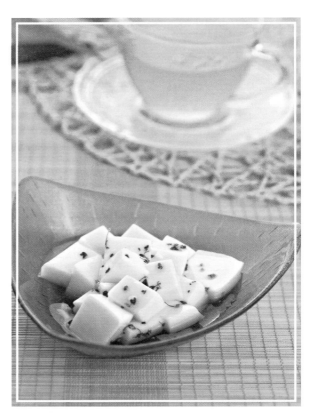

[出处]

《食宪鸿秘》。

[功效]

清热化痰，润燥养肺，止咳平喘，增强肺部免疫力，预防肺病。

[材料]

甜杏仁粉30~50克，牛奶500毫升，琼脂15克。

[调料]

白糖30克，糖桂花少许。

[做法]

1 将杏仁粉、牛奶、白糖搅匀，倒入奶锅，上火煮沸，再倒入提前泡软的琼脂，煮至琼脂融化。

2 把煮好的杏仁奶液倒入容器中，放入冰箱至凝结成豆腐冻状。食用前切丁，淋上糖桂花即可。

专家箴言

　　甜杏仁润肺平喘，祛痰止咳，善治干性、虚性咳嗽。《本草便读》说它"可供果食，主治（与杏仁）亦皆相仿。用于虚劳咳嗽方中，无苦劣之性耳"。牛奶能滋阴润燥，润肺补虚，增强体力。原方为"杏酪"，用甜杏仁、白糖、牛奶制成，这里增加了琼脂，其为藻类提取物，常作为食品增稠剂，亦有清肺化痰的作用，可增强口感和食疗效果。此方有无肺病者皆宜常食，可润肺清肺，预防呼吸道疾病。

　　腹胀或便溏、腹泻者不宜多服。

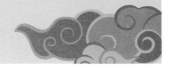

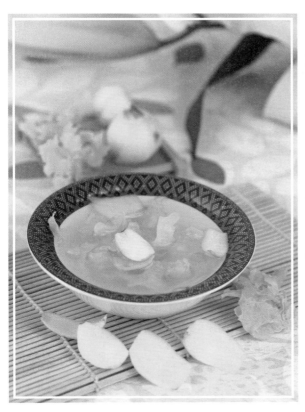

百合银耳汤

[出处]

民间验方。

[功效]

滋阴润肺，清肺排毒，用于津干口渴、咽肿干咳，预防污染及燥邪诱发呼吸道疾病。

[材料]

鲜百合、水发银耳各30克。

[调料]

冰糖适量。

[做法]

1 将鲜百合洗净，掰成小瓣；水发银耳洗净，撕成小片。

2 银耳放入锅中，加适量水，煮至软烂黏稠时放入百合、冰糖，略煮即成。

专家箴言

　　银耳能补肺益气，养阴润燥，适合肺虚久咳、津干口渴、痰中带血、气短乏力者补益，尤善增强肺部免疫力，预防肺炎、肺癌。百合不仅能滋阴润肺，还能清心安神，对肺阴虚燥咳兼内热烦渴者尤为有益。

　　此汤为民间传统清肺方，秋、冬季节及空气污染严重时食用最佳，可清肺排毒，缓解烟尘、燥邪对肺的损伤，提高免疫力，预防各类呼吸道感染，尤宜肺燥口干、内热烦渴者。

　　风寒咳嗽、湿热痰多者不宜多吃。

蜂蜜炖雪梨

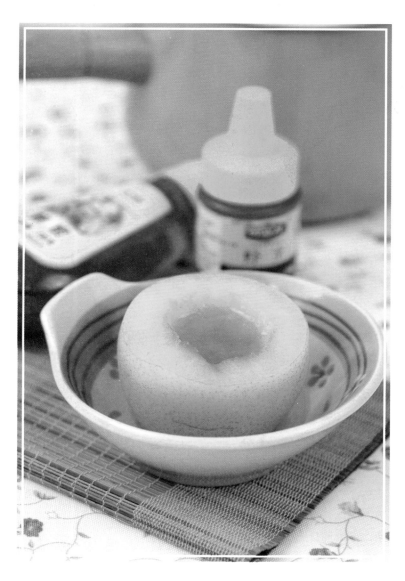

[出处]

民间验方。

[功效]

养阴生津，润燥止咳，用于肺燥咳嗽、咽干口渴、咽痛、内热烦渴，预防感冒、肺炎等呼吸道疾病。

[材料]

雪梨1个。

[调料]

蜂蜜30克。

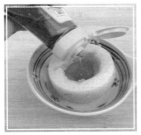 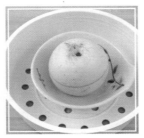

〔做法〕

1 将雪梨洗干净，从上方1/3处横刀切开，挖去梨核，制成梨盅。将梨盅放入蒸碗，向梨盅里灌入蜂蜜。

2 盖上梨的上半部分，码入笼屉，上蒸锅，大火蒸30分钟左右即可。连梨带蜂蜜一起食用。

专家箴言

　　梨可生津润燥，清热化痰，适合肺燥咳嗽、咽干口渴、咽喉肿痛、失音、声音嘶哑、内热烦渴者食用。在空气质量差时，常食可养肺护咽，预防呼吸道疾病。

　　此方是传统民间验方，"秋梨膏"即以本品为主要原料制成，尤宜秋冬季节以及空气质量不佳时服食，养肺防病，老少皆宜。

　　脾胃虚寒、便溏泄泻、寒咳者不宜吃生梨，煮熟后热食是可以的。

延伸用法：雪梨浆

〔出处〕

《景岳全书》。

〔功效〕

清热生津，清肺防疫，用于温热伤津、肺燥肺热、咽喉肿痛、口干口渴，污染环境下宜常吃。

〔材料〕

雪梨1个。

〔做法〕

雪梨去皮，切薄片，泡水、捣汁或榨汁饮用。

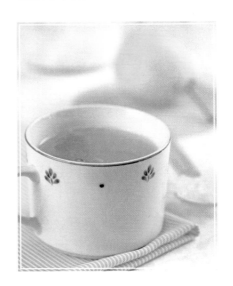

白菜
豆腐汤

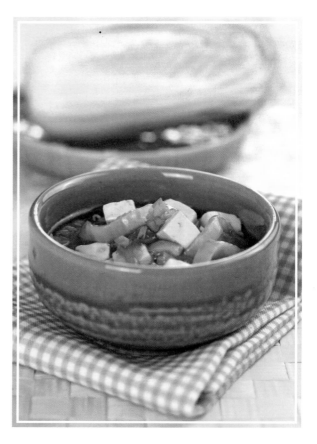

〔出处〕

民间验方。

〔功效〕

清肺热，止痰咳，生津液，下浊气，用于肺热、肺燥咳嗽，空气污染、疫病流行时有防病作用。

〔材料〕

白菜、豆腐各150克，香葱末少许。

〔调料〕

酱油、盐、鸡精各适量。

〔做法〕

1 白菜洗净，切成丝；豆腐切小块。

2 锅中倒入适量水烧开，放入白菜丝、豆腐块，煮10分钟，加酱油、盐、鸡精调味，撒上香葱末即可。

专家箴言

白菜消痰止咳，清肺热，促进消化和排泄。《滇南本草》说它"主消痰，止咳嗽，利小便，清肺热"。豆腐益气和中，生津润燥，清热解毒，下大肠浊气。《医林纂要》说它"清肺热，止咳，消痰"。俗话说"白菜豆腐保平安"，秋冬常吃有清热润燥、增加免疫力、预防呼吸道疾病的作用，空气污染或疾病流行时尤宜多吃。

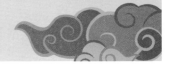
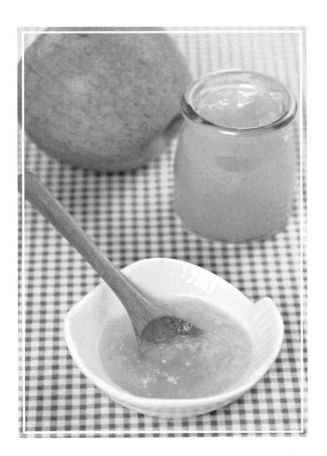

玉容丹

[出处]

《滇南本草》。

[功效]

补中益气，生津除烦，通脏腑，行经络，调心神，增免疫，解瘟疫，止寒热，用于预防感冒、炎症、烦渴等。

[材料]

苹果1000克。

[调料]

白糖100克，盐水适量。

[做法]

1　苹果削皮、去核，切成小块，在盐水中浸泡15分钟。

2　锅中放入苹果和白糖，加少量水，中火煮至苹果呈透明状，并有甜香味，压成泥，煮至有光泽，呈浓稠状，趁热装入瓶中。

3　封口保存，随时取食。

专家箴言

　　苹果可生津液，润肺燥，除烦渴，益心气。《滇南本草》中说："苹果炖膏名玉容丹，通五脏六腑，走十二经络，调营卫而通神明，解瘟疫而止寒热。""炖膏食之生津。"《医林纂要》说它"止渴，除烦，解暑，去瘀"。《随息居饮食谱》说它"润肺悦心，生津开胃"。常食有生津止渴、增强免疫力、促进排毒、预防感冒及炎症的作用。

五汁饮

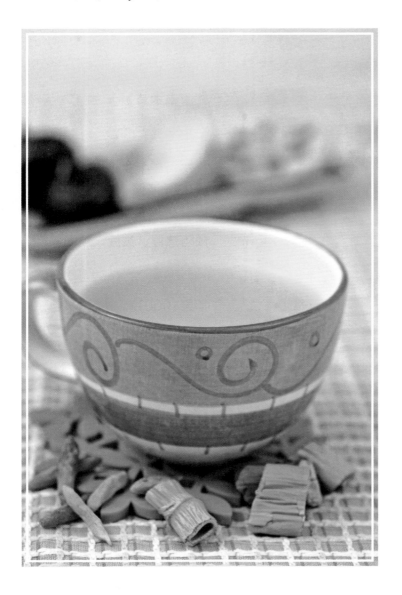

〔出处〕

《温病条辨》。

〔功效〕

甘寒清热，生津止渴，化痰止咳，用于温病口渴、热灼津伤、肺热及肺燥咳嗽，也可防治热性感冒、肺病及咽喉疾病。

〔材料〕

芦根20克，麦冬15克，梨、荸荠、藕各100克。

　　莲藕也可以用甘蔗代替，清热效果也很好。

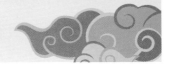

〔做法〕

1 将梨、荸荠和藕分别洗净，去皮，切成丁。

2 芦根与麦冬一起入锅，加适量水煎煮，去渣，取汁150毫升，备用。

3 把梨丁、荸荠丁、藕丁一起放入打汁机中，加适量水，搅打成混合汁。

4 将混合汁倒入碗中，加入芦根和麦冬的煎汁，搅拌均匀即可饮用。

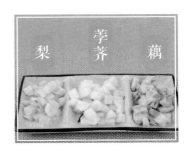

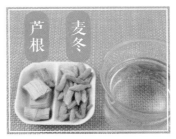

专家箴言

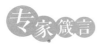

　　此方为经典的外感温热病之清热方。五种材料皆为甘寒养阴、生津润燥之品，梨、荸荠、藕着重清肺经之火热，芦根、麦冬兼清胃火，合用则清热效果相乘。

　　此方善治肺胃热盛津伤及外感温热之病，适合温病伤津、肺热及肺燥咳嗽、口渴咽干、咽喉肿痛、烦躁者，也有助于预防呼吸道炎症，适合春夏秋季免疫防病，尤其是外感热性感冒、咳嗽、肺炎等。

　　此方凉饮的清热效果较好。如不喜凉者，也可温服，但不宜太热服用。每日数次。

　　此饮甘寒，脾胃虚寒、泄泻及寒咳者不宜服用。

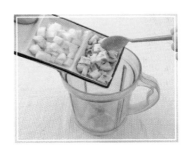

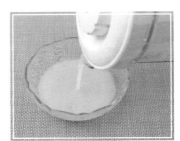

白萝卜蜂蜜汁

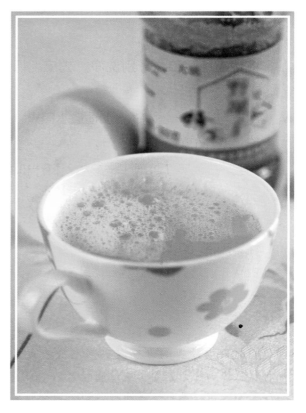

[出处]

《随息居饮食谱》。

[功效]

润燥止咳，消食化痰，下气宽中，益气解毒，用于咳嗽痰多，并能预防感冒、咽喉炎、脑膜炎、白喉等疾病。

[材料]

白萝卜200克。

[调料]

蜂蜜50克。

[做法]

1 将白萝卜洗净，去皮，切小块，放入榨汁机中，加适量水榨成汁。

2 滤渣取汁，调入蜂蜜饮用。

专家箴言

　　白萝卜也叫莱菔，可消积滞，化痰热，下气宽中，解毒。《随息居饮食谱》说它"治咳嗽失音、咽喉诸病"。《神农本草经疏》说它"下气消谷，去痰癖，肥健人，及温中补不足，宽胸膈，利大小便，化痰消导者，煮熟之用也；止消渴，制面毒，行风气，去邪热气，治肺痿吐血，肺热痰嗽下痢者，生食之用也"。蜂蜜补中润燥，常用于肺燥干咳。

　　脾胃虚弱、便溏者不宜多食、生食。

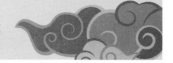
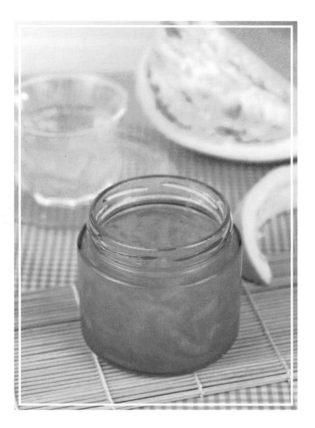

柚子皮茶

〔出处〕

《本草纲目》。

〔功效〕

化痰下气，润肺化燥，清肺排毒，用于咳嗽气喘、气郁胸闷，也可预防感冒、咽喉肿痛等呼吸道疾病。

〔材料〕

柚子皮200克。

〔调料〕

蜂蜜100克。

〔做法〕

1 将柚子皮洗净，切丝。

2 锅中放入柚子皮，加适量水，小火煮至柚子皮透明时放入蜂蜜，继续煮至浓稠的膏状即成。

3 每次取30克，用温水冲调饮用。

专家箴言

　　柚子皮可宽中理气，消食化痰，止咳平喘，常用于气郁胸闷、咳喘、脘腹冷痛、食滞等。《本草纲目》说它"消食快膈，散愤懑之气，化痰"。柚子皮中富含维生素C和柚皮贰等成分，有增强免疫力的作用，是预防感冒、咽喉炎等呼吸道疾病的佳品。

　　秋冬季气候干燥及有大气污染等不良环境中，常饮此茶可养肺清肺，预防外邪伤肺。孕妇及气虚者不宜多饮。

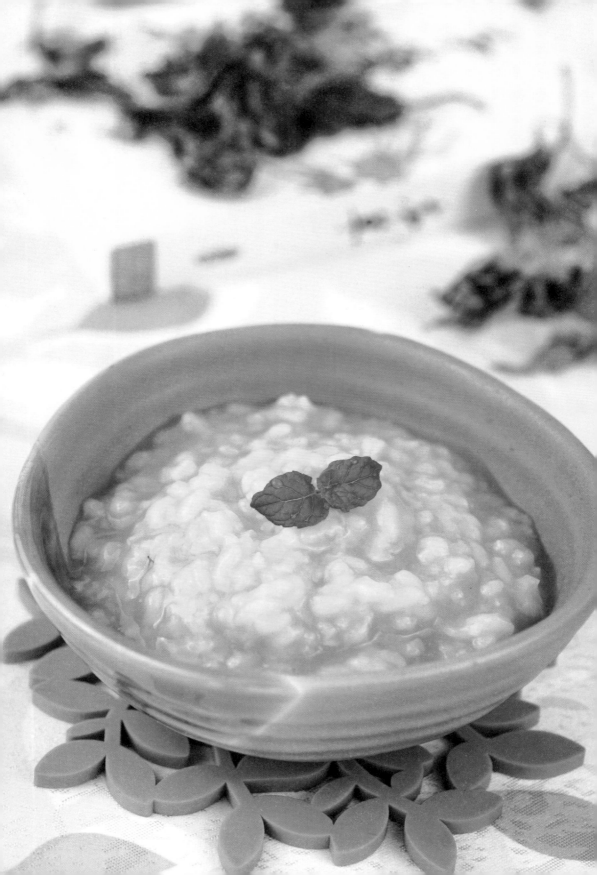

叁

感冒咳嗽，
分清寒热好得快

适合风寒感冒、风热感冒、时行感冒等引起的咳嗽者。

杏仁粥

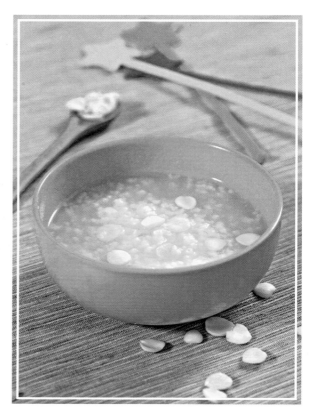

〔出处〕

《食医心鉴》。

〔功效〕

润肺止咳，用于外感风寒、风热、燥邪等引起的咳嗽、痰多、喘促。

〔材料〕

苦杏仁15克，粳米100克。

〔调料〕

白糖适量。

〔做法〕

1 苦杏仁捣碎，加适量水，煎煮取汁。

2 杏仁汁中加入淘洗好的粳米，再加适量水熬成粥，调入白糖食用。

专家箴言

苦杏仁味苦，性温，有祛痰止咳、平喘的作用，常用于外感咳嗽、喘满、喉痹等，对外感风寒、风热、外邪等引起的咳嗽痰喘均有效，也适合慢性支气管炎患者。《神农本草经》说它"主咳逆上气雷鸣，喉痹，下气"。《药性论》说它"疗肺气咳嗽，上气喘促"。《医学启源》说它"除肺中燥，治风燥在于胸膈"。《滇南本草》说它"止咳嗽，消痰润肺"。

阴虚咳喘及大便溏泄者不宜多吃。

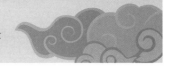

葱豉汤

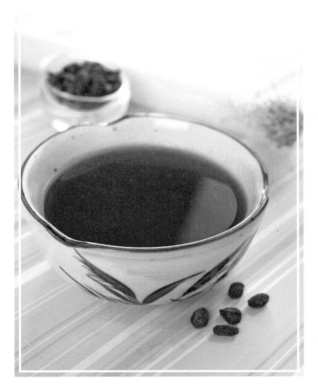

〔出处〕

《补缺肘后方》。

〔功效〕

通阳发汗，用于风寒感冒所致的外感初起、咳嗽、头痛、鼻塞、恶寒发热、无汗。

〔材料〕

连根葱白3段，淡豆豉6克。

〔做法〕

1 连根葱白洗净，放入锅中，加淡豆豉和300毫升水，煮取至水剩100毫升，过滤取汁。

2 趁热饮服此汤后，盖被保暖发汗。

葱白连根用效果较好，用于风寒感冒时常与淡豆豉、生姜等搭配，但发汗作用较弱，主要用于风寒感冒初起轻症。

专家箴言

　　葱白味辛，性温，有发散风寒、发汗解表的作用。《神农本草经》说它"主伤寒寒热，出汗中风"。《名医别录》说它治"伤寒骨肉痛，喉痹不通"。《用药心法》："通阳气，发散风邪。"淡豆豉为黑豆的发酵加工品，也是常用调料，可解表除烦，宣郁解毒，常用于寒热头痛、烦躁胸闷。《本草汇言》中说："淡豆豉，治天行时疾，疫疠瘟瘴之药也"。《本草纲目》说它"得葱则发汗。"

姜杏汤

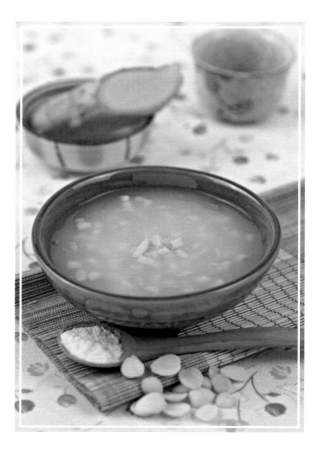

[出处]

《易牙遗意》。

[功效]

降气，化痰，健胃，用于风寒咳嗽、胸闷、气喘、呕逆等症。

[材料]

苦杏仁、生姜各10克。

[调料]

白糖适量。

[做法]

1 苦杏仁研磨成粉，生姜切成姜末。

2 杏仁粉、姜末加适量水，煮沸后放入白糖略煮即成。

专家箴言

苦杏仁可祛痰止咳、平喘，常用于外感咳嗽。生姜味辛，性微温，可解表散寒，温中止呕，化痰止咳，常用于风寒感冒、胃寒呕吐、寒痰咳嗽。

此汤每日服2次，每次1剂，做汤饮服，可发散风寒，防治轻症风寒感冒，缓解风寒咳嗽、胸闷喘促、胃寒呕逆等症状。

阴虚燥热者不宜多饮。

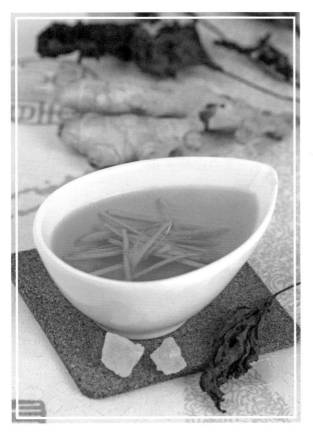

姜糖苏叶饮

[出处]

《本草汇言》。

[功效]

温中散寒，降逆和胃，用于外感风寒所致风寒感冒、咳嗽、呕逆、脘腹不适、腹胀疼痛、泄泻。

[材料]

生姜20克，紫苏叶3克。

[调料]

冰糖适量。

[做法]

生姜切丝，紫苏叶捻碎，二者与冰糖一起放入杯中，以沸水冲泡，温浸片刻，趁热频饮。

专家箴言

生姜辛温解表，散寒暖胃，降逆止呕，尤宜外感风寒者。紫苏叶也是常用的辛温食材，可发表散寒，理气和中，行气解毒，常用于风寒感冒、咳嗽、呕吐，多配生姜合用。

风寒感冒初起、症状较轻时，马上用此方，可促进疾病好转，缓解恶寒、发热无汗、咳嗽、腹胀呕逆等不适。

阴虚内热、热咳、有出血倾向者不宜多饮。

姜汁蜂蜜膏

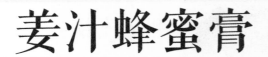

[出处]

《外台秘要》。

[功效]

温肺止咳，温中止呕，用于外感风寒、寒痰咳嗽、肺寒久咳。

[材料]

生姜250克，蜂蜜100克。

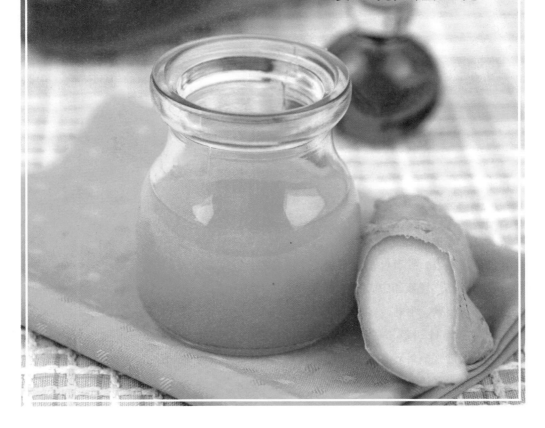

〔做法〕

1 生姜洗净，捣烂后榨取姜汁。

2 把姜汁与蜂蜜倒入锅中，小火加热收膏，制成姜汁蜂蜜膏，灌入瓶中，密封后放冰箱冷藏。

3 每日早、晚各1次，每次取1大匙膏，加温水调服。

 专家箴言

　　生姜可解表散寒，温中止呕，化痰止咳，适合外感风寒所致的感冒、寒痰咳嗽、胃寒呕吐。生姜汁是把生姜洗净后打烂，绞取或榨取其汁而成，有散寒、化痰、止呕的功效，寒性咳嗽痰多、气喘胀满、呕吐气逆不下食者尤宜。

　　蜂蜜补中润燥，解毒止痛，常用于脘腹虚痛、肺燥干咳等。

　　此方适合肺寒或外感风寒所致的咳嗽、呃逆、痰饮者，秋冬寒冷季节或受寒后也宜服食。

　　肺热咳嗽者不宜多吃。

延伸用法：姜汁糖浆

〔出处〕

《备急千金要方》。

〔功效〕

温肺化痰，补虚，治寒咳、痰稀白。

〔材料〕

姜汁100毫升。

〔调料〕

白糖30克。

〔做法〕

先煎姜汁，煮沸后加入白糖，再沸后即成。每次10~20毫升，每日2次，温水送服。

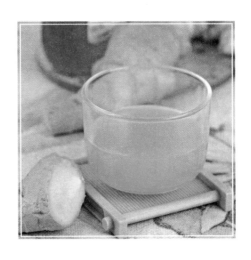

伤寒神效良方

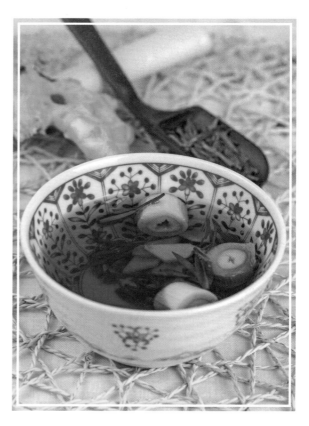

[出处]

《经验简便良方》。

[功效]

发表散寒，治外感风寒所致咳嗽喘息、发热恶寒、头痛身痛、吐泻等。

[材料]

生姜 10 克，葱白 50 克，茶叶 3 克。

[调料]

白糖15克。

[做法]

1 将葱白切段，生姜切片。

2 锅中放入葱白段、生姜片、茶叶和白糖，小火煮15分钟，取汤饮用。

专家箴言

生姜可辛温解表，发散风寒，暖腹止呕。葱白能发汗解表，也是散阴寒、通阳气的常用品。茶叶有一定的抑菌作用，并能清头目，化痰湿，除烦渴，解热毒。姜、葱、茶同用，助阳为主，兼顾养阴，有利于调和阴阳，解毒防病，尤其对外感风寒所致咳嗽痰多、发热头痛、吐泻等不适均有改善作用，适合风寒轻症、初期者。

风热所致感冒咳嗽及阴虚内热者不宜多饮。

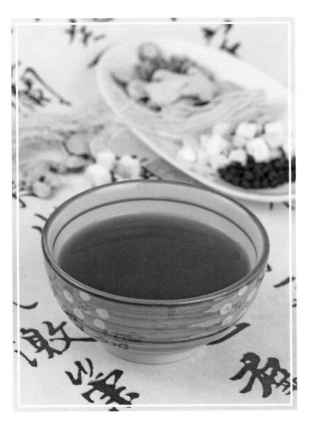

五味细辛汤

[出处]

《鸡峰普济方》。

[功效]

温肺化痰，补脾益肾，用于肺经感寒、咳嗽不已。

[材料]

细辛、甘草、干姜各150克，白茯苓200克，五味子100克。

[做法]

1 将所有材料共研成粉，装瓶储存。

2 每次取10克，用沸水冲泡服用。

专家箴言

　　五味子收敛固涩，益气生津，补肾润肺，常用于肺肾两虚所致喘咳燥嗽、津伤口渴、气短心悸等。细辛祛风散寒，通窍止痛，温肺化饮，常用于风寒感冒、痰饮喘咳、头痛鼻塞、风湿痹痛等，尤宜肺寒咳嗽、痰多质稀色白者，常与干姜合用。茯苓消痰饮，补肺脾。甘草补脾益气，祛痰止咳，有一定抗炎作用，常用于咳嗽痰多、咽喉肿痛、气短心悸等。此方尤宜肺经感寒所致咳嗽者。

薄荷粥

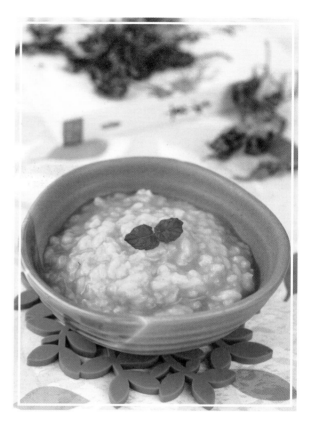

[出处]

《医余录》。

[功效]

疏风解表，清利头目，用于风热感冒所致咳嗽、头痛、发热、咽痛、目赤。

[材料]

鲜薄荷30克（或干薄荷10克），粳米60克。

[调料]

冰糖适量。

[做法]

1 用薄荷加水煎煮5分钟，去渣取汁。

2 另用水煮粳米，至粥成，加入薄荷汁和冰糖，再稍煮即可。

专家箴言

薄荷可宣散风热，清利头目，常用于风热感冒、风温初起所致头痛、身不出汗、咳嗽、咽肿、目赤、口疮、胸胁胀闷等。《本草纲目》说它"辛能发散，凉能清利，专于消风散热"。《滇南本草》说它"上清头目诸风，止头痛、眩晕、发热，去风痰，治伤风咳嗽、脑漏鼻流臭涕，退虚痨发热"。

阴虚血燥、肝阳偏亢、表虚汗多及风寒感冒者勿用。

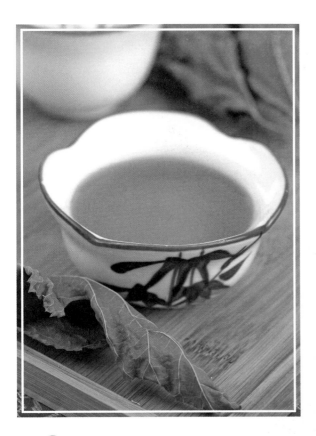

霜桑叶茶

〔出处〕

《太平圣惠方》。

〔功效〕

祛风平喘，止咳化痰，用于风热感冒、咳嗽痰喘、咽喉肿痛、烦渴不止。

〔材料〕

霜桑叶30克。

〔做法〕

将桑叶洗净，加水500~1000毫升，煎沸10~15分钟，滤渣，取汤汁饮用。每日1剂，代茶频饮。

专家箴言

　　桑叶味甘、苦，性寒，可疏散风热，清肺润燥，常用于风热感冒、肺热燥咳、头晕头痛、目赤昏花等。因其善于散风热而泻肺热，故外感风热、头痛发热、咳嗽痰喘及燥咳、干咳口渴者均宜饮服。经过霜打的冬桑叶（也叫霜桑叶）药用价值更高。《本草纲目》说它"治劳热咳嗽"。

　　风寒咳嗽、寒痰、湿痰、脾胃虚寒者均不宜多饮。

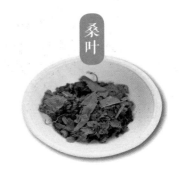

桑叶

杏仁桑菊饮

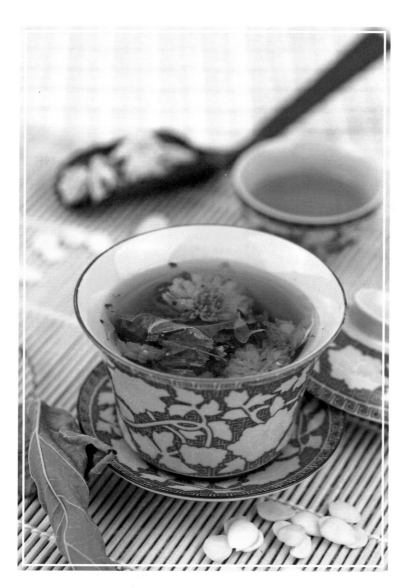

〔出处〕

《温病条辨》。

〔功效〕

疏风清热，宣肺止咳，用于外感风热、风热感冒、肺热及肺燥咳嗽、咽痛等。

〔材料〕

桑叶、菊花各6克，杏仁10克。

〔调料〕

冰糖适量。

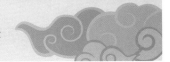

〔做法〕

将桑叶、菊花和捣碎的杏仁一起放入杯中，冲入沸水，加盖闷泡15分钟后，再加入适量冰糖即可饮用。每日1剂，代茶频饮。

专家箴言

　　"桑菊饮"原方由桑叶、菊花、杏仁加桔梗、甘草、薄荷、连翘、苇根等多种药材泡饮而成，可疏风清热，宣肺止咳。用于风温初起、咳嗽、身热不甚、口微渴、苔薄白、脉浮数者。后在日常保健中多有简化，日常预防疾病时可用桑叶、菊花两味泡饮，如有轻微风热感冒、风温初起时，再加一味杏仁即可。如咳嗽、咽肿症状较重时，可再添加其他药材。

　　《温病条辨》中说"此辛甘化风、辛凉微苦之方也……此方独取桑叶、菊花者……桑叶善平肝风，走肺络而宣肺气……菊花芳香味甘，能补金水二脏（指肺肾二脏）"。

　　此饮以清热为主，脾胃虚寒、慢性咳嗽、虚寒咳喘及咳痰黄稠厚者不宜饮用。

延伸用法：桑菊饮简方

〔功效〕

辛凉解表，宣肺止咳，用于风热感冒轻症、热络伤肺、咳嗽但身不甚热、微渴，为日常保健茶。

〔材料〕

桑叶、菊花各6克。

〔调料〕

冰糖适量。

〔做法〕

桑叶、菊花以沸水冲泡，加冰糖饮服。

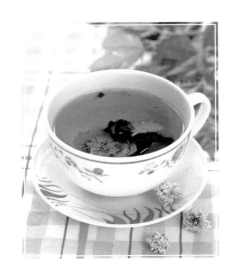

桔梗
桑菊饮

〔出处〕

《温病条辨》。

〔功效〕

辛凉解表，疏风清热，宣肺
止咳，用于风热感冒咳嗽。

〔材料〕

桔梗、杏仁各6克，桑叶5
克，菊花3克。

〔调料〕

冰糖适量。

〔做法〕

将所有材料放入茶壶中，以
沸水冲泡，盖闷15～20分钟
后即可饮用。每日1剂，代茶
频饮。

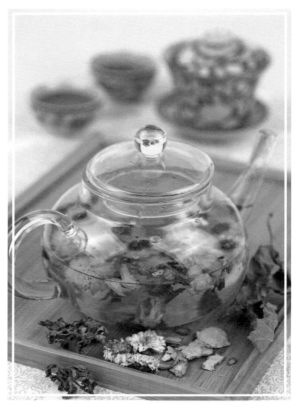

专家箴言

　　此方也从著名的"桑菊饮"而来，选
择了其中的桑叶、菊花、杏仁和桔梗四味药
材。其中，桑叶、菊花疏风解表，宣透风
热，桔梗、杏仁清咽利膈，止咳化痰，合用
则能疏风清热，宣肺止咳。凡风热感冒初
起、咳嗽、身不甚热、口不甚渴的轻症者最
为适宜。如有急性支气管炎、上呼吸道感
染、肺炎等风热犯肺者也宜常饮。

　　风寒感冒咳嗽者不宜多饮。

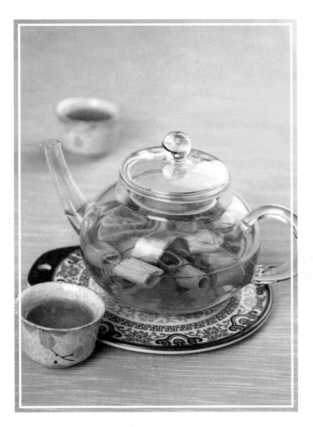

芦根
冰糖饮

[出处]

《肘后备急方》。

[功效]

清火解毒，润肺生津，用于风热感冒咳嗽、肺胃燥热、肺痈吐脓、津伤口渴、呕哕不止。

[材料]

干芦根15克（或鲜品30克）。

[调料]

冰糖适量。

[做法]

将芦根和冰糖放入茶壶中，冲入沸水，浸泡15分钟后即可饮用。每日1剂，代茶频饮，连服1周。

专家箴言

　　芦根味甘，性寒，可清肺热，生津液，祛痰排脓，常用于肺热咳嗽、肺痈吐脓、风热咳嗽、热病伤津口渴、呕哕气逆、噎膈等。干、鲜芦根均有效，是治疗热性疾病的常用品。

　　冰糖除了可以调味、改善口感，也有一定的润肺止咳、补中益气作用，尤宜肺燥咳嗽及痰中带血者。

　　脾胃虚寒及寒性咳嗽者不宜多饮。

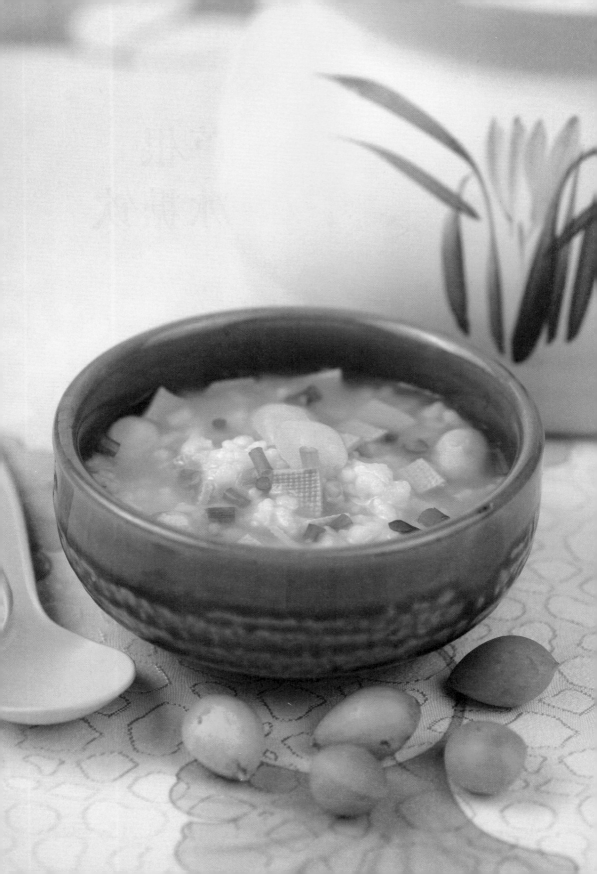

缓解哮喘，呼吸通畅又平稳

肆

适合过敏性哮喘、支气管哮喘、慢性支气管炎、肺气肿等有哮喘症状者。

桃仁粥

〔出处〕

《食医心镜》。

〔功效〕

化瘀，润燥，镇咳，平喘，用于上气咳嗽、胸膈胀满、气喘。

〔材料〕

桃仁30克，粳米100克。

〔做法〕

将桃仁捣碎，同淘洗好的粳米一起下锅，加适量水，煮30分钟，至粥稠即可。

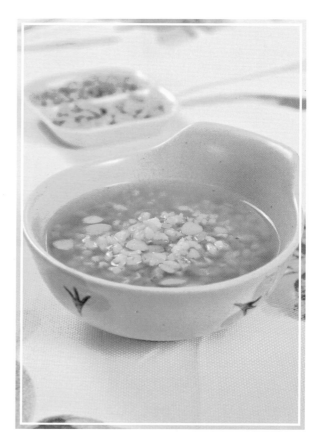

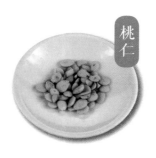

桃仁

专家箴言

桃仁有活血破瘀、润燥通肠的作用。《名医别录》说它"止咳逆上气，消心下坚，除卒暴击血"。《神农本草经疏》说它"心下宿血去则气自下，咳逆自止"。桃仁还与杏仁类似，含有大量的苦杏仁苷，其有镇静呼吸中枢的作用，使呼吸趋于安静而起到镇咳平喘的效果。

桃仁为活血品，孕妇慎用。

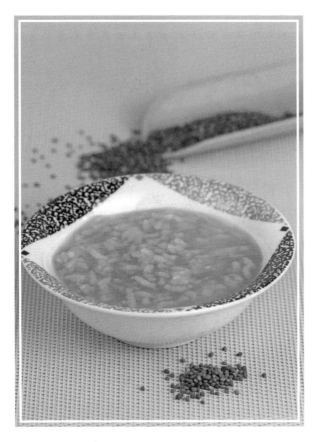

苏子粥

［出处］

《圣济总录》。

［功效］

降气定喘，化痰止咳，用于痰浊阻肺所致的实喘、咳嗽痰多而黏腻、气喘而胸中闷满、恶心、痰吐不利及老年慢性支气管炎。

［材料］

紫苏子10克，粳米100克。

［调料］

盐少许。

［做法］

1 将紫苏子加水煮20分钟，滤渣留汤。

2 汤中放入淘洗好的粳米，煮30分钟，至粥稠时加盐调味即可。

专家箴言

此粥在《圣济总录》《本草纲目》中均有记载。紫苏子也叫苏子，味辛，性温，归肺经，可降气消痰，润肺平喘，常用于痰壅气逆、咳嗽气喘等。《药品化义》中说："苏子主降，味辛气香主散，降而且散，故专利郁痰。咳逆则气升，喘急则肺胀，以此下气定喘。膈热则痰壅，痰结则闷痛，以此豁痰散结。"

气虚久咳、阴虚喘咳、脾虚便溏者不宜。

腐皮白果粥

[出处]

民间验方。

[功效]

益气养胃，消痰敛肺，止咳平喘，用于肺虚咳喘、久咳痰多、老年慢性支气管炎。

[材料]

白果仁10克，豆腐皮50克，粳米100克，香葱末少许。

[调料]

盐、鸡精各适量。

[做法]

1 豆腐皮切丁，焯烫备用。

2 粳米淘洗干净，和白果仁一起放入锅中，煮至白果软烂、粥稠，放入豆腐皮和调味料，略煮后撒上香葱末即可。

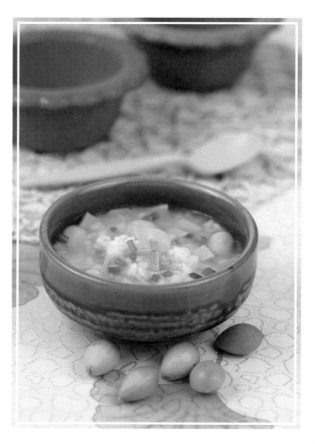

专家箴言

白果也叫白果仁、银杏果，性涩而收敛，有敛肺、定喘的功效，兼有一定的化痰作用，是治疗喘咳痰多的常用材料。《医学入门》说它"清肺胃浊气，化痰定喘，止咳"。豆腐皮是大豆的加工制品，也有清热润肺、止咳消痰的功效。

白果生食有毒，熟制后也不宜食用过量，10岁以下小儿不多于5粒，成人不多于30粒。

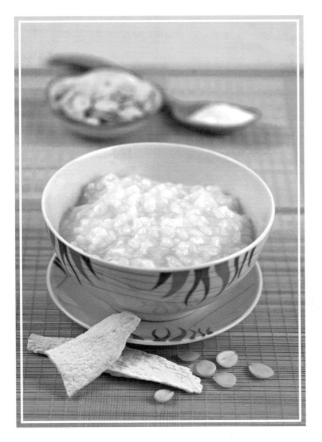

山药杏仁粥

[出处]

民间验方。

[功效]

止咳化痰，补虚平喘，用于肺虚所致虚劳久咳、哮喘、痰多色白、老年慢性支气管炎。

[材料]

山药30克，苦杏仁10克，粳米100克。

[做法]

1 山药、苦杏仁分别研磨成粉。

2 粳米淘洗干净，放入锅中，加入山药粉、杏仁粉和适量水，煮至粥成。

专家箴言

山药润肺生津，益气收涩，止咳平喘，对肺肾虚弱所致的喘咳尤为有效。苦杏仁是祛痰、止咳、平喘的常用药，对各种类型的咳嗽、喘满、喉症等皆有疗效，常用于哮喘及慢性气管炎。《神农本草经》说它"主咳逆上气雷鸣，喉痹，下气"。《药性论》说它"疗肺气咳嗽，上气喘促"。

湿盛中满、气滞、食积者不宜多吃。

人参桑杏粥

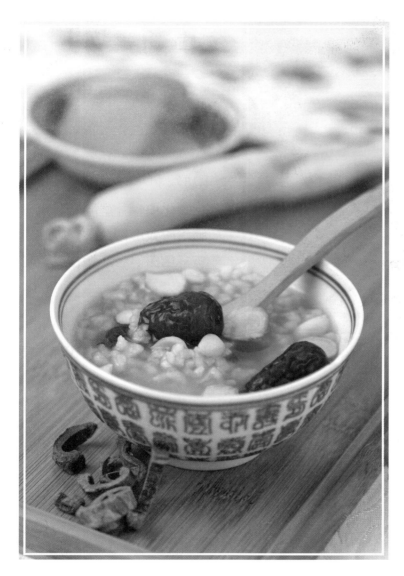

〔出处〕

《圣济总录》。

〔功效〕

补肺定喘，用于肺虚咳喘、喘急气短、久咳不愈、体弱食少、老年虚弱型慢性咳喘。

〔材料〕

粳米100克，人参、杏仁各5克，生姜10克，桑白皮、大枣各15克。

〔调料〕

白糖适量。

〔做法〕

1 将桑白皮、生姜加水煎煮，滤渣取汁。

2 先把大枣、人参、杏仁倒入锅中，加足水分，煮20分钟。再把淘洗好的粳米倒入锅中，煮至粥稠。

3 倒入煎好的药汁，加白糖，再略煮即可。

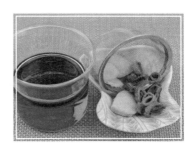

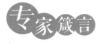

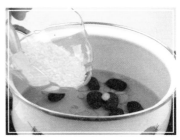

人参大补元气，益肺生津，适合肺虚咳嗽、气短喘促、津伤口渴者调补。《药性论》说它"消胸中痰，主肺痿吐脓及痢疾，冷气逆上，伤寒不下食"。《医学启源》说它"治脾胃阳气不足及肺气促，短气、少气，补中缓中，泻肺脾胃中火邪"。

桑白皮也叫桑根皮，为桑树的干燥根皮。有泻肺平喘、利水消肿的功效，常用于肺热喘咳。《名医别录》说它"去肺中水气，唾血，热渴，水肿，腹满胪胀"。《药性论》说它"治肺气喘满，水气浮肿"。《药品化义》说它"主治喘满咳嗽，热痰唾血"。

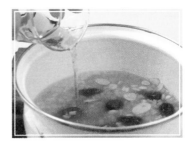

杏仁止咳平喘，润肺祛痰；生姜散寒邪，止呕逆，化痰咳；大枣健脾胃，补中气，安心神。以上材料合用，适合虚弱型咳喘者补益调养，老年人尤宜。

实证、热证、有出血倾向者不宜多吃。

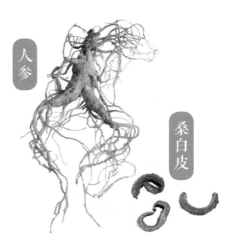

人参

桑白皮

核桃仁
生姜糊

〔出处〕

《本草纲目》。

〔功效〕

温肺散寒，纳气平喘，用于虚寒咳喘。

〔材料〕

核桃仁30克，生姜10克。

〔做法〕

将生姜洗净，去皮，切成碎末，与核桃仁捣成粥状服食。

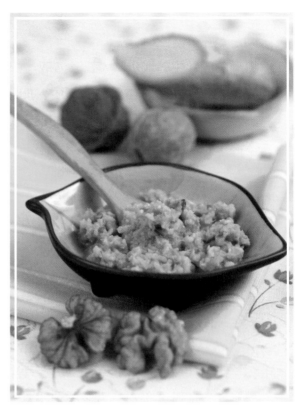

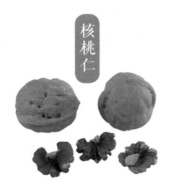

核桃仁

专家箴言

核桃仁也叫胡桃仁，可温补肺肾，纳气平喘，常用于虚喘久咳，尤宜老年肺肾虚寒咳喘者。《本草纲目》说它"补气养血，润燥化痰……温肺润肠。治虚寒喘嗽"。《本草求真》说它"皮涩则气可敛而喘可定"。

《本草纲目》记载："洪迈云，迈有痰疾，以胡桃肉三颗，生姜三片，卧时嚼服，即饮汤两三呷，又再嚼桃、姜如前数，即静卧，及旦而痰消嗽止。"

有痰火积热或阴虚火旺者忌服。

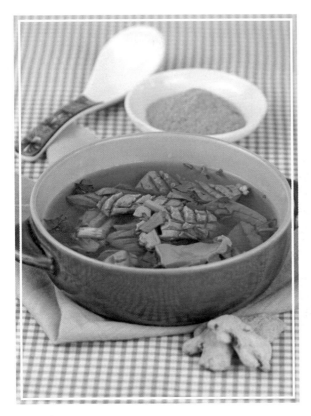

干姜猪肾汤

[出处]

《肘后备急方》。

[功效]

补肾温肺，止咳平喘，用于肾虚咳喘痰稀。

[材料]

猪肾100克，干姜粉20克。

[调料]

香菜末、盐各少许。

[做法]

1 将猪肾洗净，去骚腺，切花刀，焯水。

2 锅中倒入水煮沸，放入腰花和干姜粉，稍煮，加盐调味，盛入碗中，撒上香菜末即可。

专家箴言

　　猪肾也叫猪腰子，是补肾虚的好材料，常用于肾虚所致的腰痛、水肿、耳聋、遗精、盗汗等，也可用于肾虚喘乏。

　　干姜为姜的干燥根茎，味辛，性热，可温中散寒，燥湿消痰，温肺化饮，常用于寒饮喘咳。与生姜相比，干姜更为辛热，散里寒的效果更强，更宜肺肾虚寒所致咳喘者。

三子养亲汤

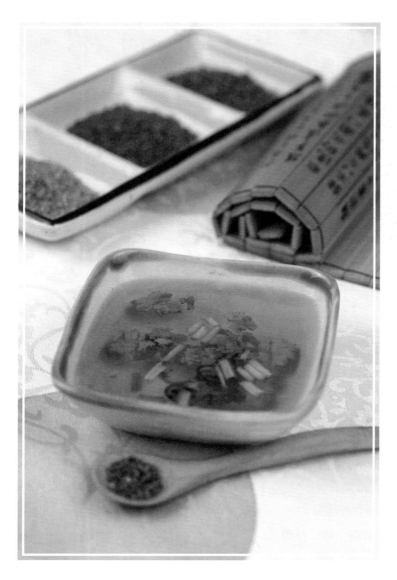

〔出处〕

《寿世保元》《韩氏医通》。

〔功效〕

化痰，止咳，平喘，用于高年咳嗽痰多、气逆喘促。

〔材料〕

紫苏子、白芥子、莱菔子（萝卜子）各9克。

〔调料〕

盐适量，香菜段、香油各少许。

[做法]

1 将紫苏子、白芥子、莱菔子微炒，捣碎，盛入料包中，封好口。

2 把料包置于锅中，加适量水，煮汤。

3 除去料包，汤汁倒入碗中，加入盐和香油调味，撒上香菜段即可。

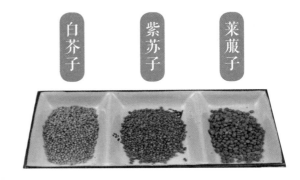

白芥子　紫苏子　莱菔子

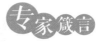

专家箴言

紫苏子味辛，性温，归肺经。可降气消痰，平喘，常用于咳逆、痰喘、气滞。

白芥子味辛、性温，归肺、胃经。可利气祛痰，温中散寒，通络止痛，常用于痰饮咳喘、胸胁胀满疼痛等。

莱菔子也叫萝卜子，味辛、甘，性平，归肺、脾、胃经。可降气化痰，消食除胀，常用于痰壅喘咳、脘腹痞胀、饮食停滞等。

以上三子合用，对痰喘有很好的疗效，尤其是高龄老人常见的慢性痰喘，可缓解咳嗽频作、咳声重浊、痰多色白、痰质黏稠、胸脘痞闷、体倦肢重、呕恶食少等症状。

若大便素实者，临服可加熟蜂蜜少许。若在寒冷冬季，可加生姜3片。

阴虚燥咳、咳嗽痰少者不宜多饮。

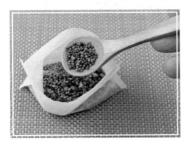

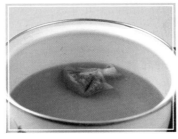

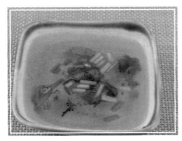

鲤鱼羹

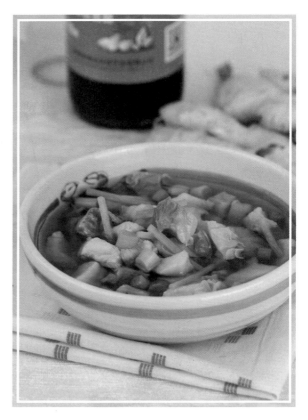

[出处]

《食医心镜》。

[功效]

补虚下气，用于上气咳嗽、肺虚久咳、气喘、胸膈满闷不舒。

[材料]

鲤鱼肉150克，蒜薹、姜各30克。

[调料]

料酒、醋、盐各适量。

[做法]

1 将鲤鱼洗净，切丁，用盐和料酒抓匀；姜切丝；蒜薹切丁。

2 锅中倒入油烧热，下姜丝、蒜薹丁，炒香，倒入适量水煮沸，下鱼丁滑散，再煮沸时放入醋和盐调味即可。

专家箴言

鲤鱼可健脾和胃，利水下气，常用于咳嗽气逆、水肿胀满。《名医别录》说它"主咳逆上气，黄疸，止渴"。《本草纲目》说它"定气喘、咳嗽，下乳汁，消肿"。《食医心镜》中说："治上气咳嗽，胸膈妨满气喘：鲤鱼一头。切作鲙，以姜醋食之，蒜薹亦得。"

风热者慎服。

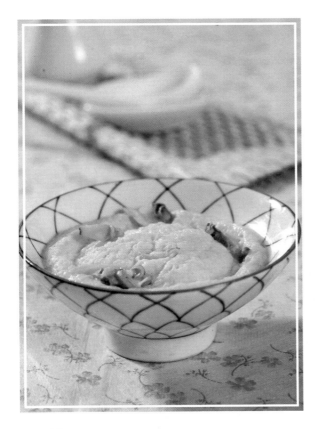

蛤蜊蒸蛋

〔出处〕

民间验方。

〔功效〕

滋阴清热，化痰散结，用于肾阴虚所致痰咳喘促、哮喘性支气管炎。

〔材料〕

净蛤蜊肉50克，鸡蛋2个。

〔调料〕

绍酒、盐各适量。

〔做法〕

1 将蛤蜊肉洗净，焯水后放入蒸碗，打入鸡蛋，倒入绍酒和少许水，加盐，搅打均匀。

2 蒸锅上火烧上汽，放入蒸碗，大火蒸10分钟即成。

专家箴言

蛤蜊味咸，性寒，可滋阴利水，清热利湿，化痰止嗽，常用于痰积、水肿、结节等症。《本草求原》说它"消水肿，利水，化痰"。鸡蛋滋阴润燥，养血补虚，可用于热病烦闷、燥咳声哑、目赤咽痛等。

常食此方不仅能缓解咳喘症状，还能增强体质，提高免疫力，有助于促进呼吸道疾病的自愈。

过敏性哮喘者不宜食用。

四仁鸡蛋羹

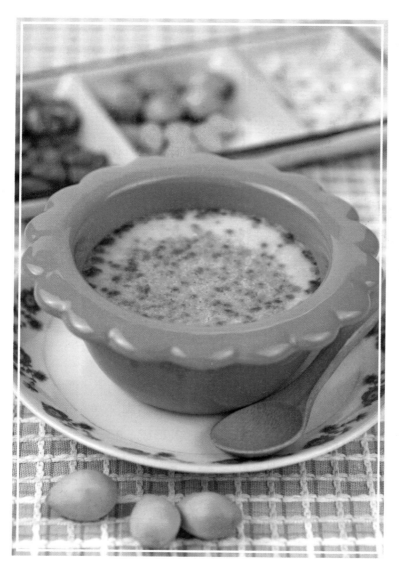

〔出处〕

民间验方。

〔功效〕

温补肺肾，止咳平喘，用于老年性慢性支气管炎、支气管哮喘、阻塞性肺气肿、咳喘反复发作、气喘不止。

〔材料〕

核桃仁、花生仁各200克，白果仁、杏仁各100克，鸡蛋1个。

〔调料〕

白糖适量。

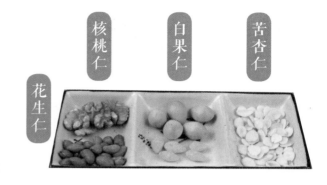

核桃仁

白果仁

苦杏仁

花生仁

[做法]

1 将白果仁、苦杏仁、核桃仁、花生仁一起研粉，混匀成"四仁"粉，装瓶密封保存。

2 把鸡蛋打入调配碗中，放入20克"四仁"粉和白糖，加入70毫升水，用筷子搅打，使蛋液混合均匀。

3 将鸡蛋混合液倒入蒸碗中，蒸碗入蒸锅，大火蒸10分钟即可。

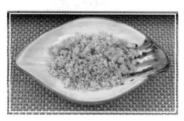

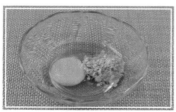

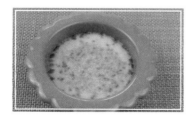

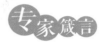
专家箴言

花生仁也叫落花生，可润肺止咳，常用于久咳、秋燥、小儿百日咳、慢性气管炎。《滇南本草》说它"盐水煮食治肺痨"。《药性考》说它"生研用下痰，炒熟用开胃醒脾，滑肠，干咳者宜餐，滋燥润火"。核桃仁温肺定喘，多用于肾虚喘嗽，老年人尤宜。白果仁敛肺定喘，用于痰多喘咳。苦杏仁祛痰，止咳，平喘，可用于各类咳嗽、喘满、喉痹。

此方将四仁合用，为慢阻肺患者的常用食疗方，适合肺虚、肺痿、虚劳咳喘者，尤宜慢阻肺、老年慢性支气管炎合并肺气肿的老年患者。每日1次，连服半年有效。此方也可以与粳米制作成粥，日常作主食食用，同样有效。

大便溏泄者不宜多吃。

玫瑰白果

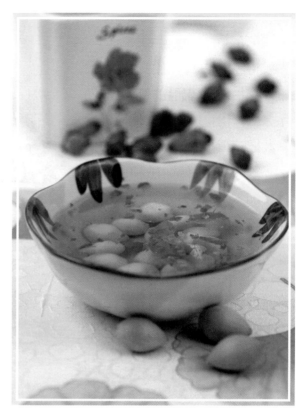

[出处]

民间验方。

[功效]

敛肺气，平咳喘，解抑郁，化胸闷，用于虚劳咳嗽、老人哮喘、心胸烦闷胀痛等。

[材料]

白果仁30克，干玫瑰花5克。

[调料]

蜂蜜30克。

[做法]

将干玫瑰花掰碎，和白果仁一起放入锅中，加适量水，小火煮20分钟，加入蜂蜜略煮即成。

白果有小毒，切勿过量食用，成人每日3～10粒为宜，不超过30粒，儿童不超过5粒。

专家箴言

白果仁敛肺定喘，是治疗痰多喘咳的常用药。玫瑰花行气解郁，活血散瘀，舒郁结，辟邪恶，令人神爽，常用于肝胃气痛、肺病咳嗽吐血、抑郁不舒、心胸胀闷等。

此方适合肺虚痰咳气喘者，肺结核、慢阻肺及老年慢性支气管炎患者均宜食用，兼有抑郁、烦闷、心情不舒畅者也宜食用。

玫瑰花活血，孕妇不宜食用。

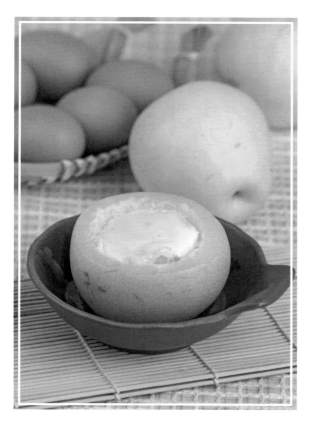

鸡子煨梨

〔出处〕

《奇效简易良方》。

〔功效〕

清肺化痰，生津润燥，益气安神，除烦止渴，用于老人热咳、痰喘气急、胸闷烦躁、口渴咽痛。

〔材料〕

梨1个，鸡蛋1个。

〔做法〕

1 将梨洗净，从上方1/3处横刀切开，挖去梨核，制成梨盅，放入蒸碗。

2 把鸡蛋磕破，打入梨盅，将蒸碗放入蒸锅，大火蒸20分钟即可。

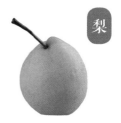

梨

专家箴言

梨可生津润燥，清热化痰，常用于热病津伤烦渴、热咳、痰热惊狂、噎膈等。《日华子本草》说它"消风，疗咳嗽，气喘热狂；又除贼风、胸中热结；作浆吐风痰"。

鸡蛋也叫鸡子，可滋阴润燥，养血益气，增强体质，安心肺，退虚热，常用于热病烦闷、燥咳咽痛、阴虚热咳、体虚羸弱。

脾虚便溏及寒嗽者不宜多吃。

秋梨燕窝

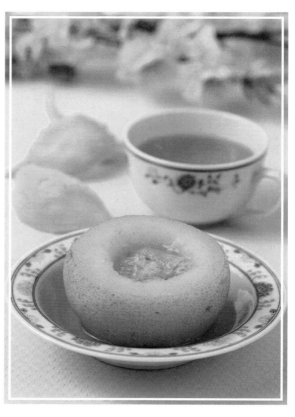

〔出处〕

《文堂集验方》。

〔功效〕

养阴益气，润燥化痰，用于阴虚咳嗽痰多、老年痰喘。

〔材料〕

秋梨1个，燕窝3克。

〔调料〕

冰糖适量。

〔做法〕

1 将燕窝用温水浸泡至松软，择去燕毛，洗净沥干，撕成细条。

2 将梨上部横切开，挖去梨核，放入燕窝、冰糖，上蒸锅蒸至熟软即可。

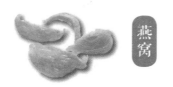

燕窝

专家箴言

燕窝是养阴润燥、益气补中的传统滋补品，常用于虚损劳咳、咳嗽痰喘、咳血等。《本经逢原》说它"调补虚劳，治咳吐红痰"。《本草从新》说它"大养肺阴，化痰止嗽，补而能清，为调理虚损痨瘵之圣药，一切病之由于肺虚，不能清肃下行者，用此皆可治之"。《岭南杂记》中说："白者入梨加冰糖蒸食，能治膈痰。"

脾胃虚寒、湿痰停滞及有表邪者不宜多吃。

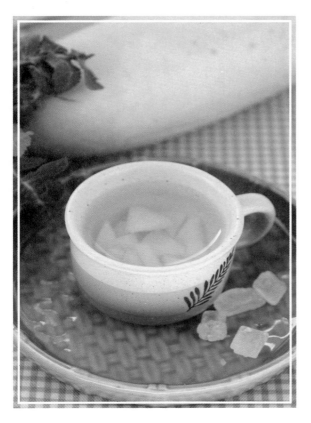

萝卜冰糖羹

〔出处〕

《医部全录》。

〔功效〕

润肺化痰，下气宽中，用于咳嗽痰多、痰中带血、胸满喘息。

〔材料〕

白萝卜150克。

〔调料〕

冰糖20克。

〔做法〕

将白萝卜洗净，切片，同冰糖入锅内，加适量水，煮为稠羹食用。

专家箴言

　　白萝卜可止咳化痰，下气宽中，善治痰热咳嗽、气逆喘满，对感冒咳嗽、白喉、肺结核等传染病均有一定预防作用。《日华子本草》说它"能消痰止咳，治肺痿吐血"。冰糖也有止咳嗽、化痰涎的作用，适合肺燥咳嗽或痰中带血者。也可用饴糖代替冰糖，对顿咳不止、胸满喘息同样有效。

　　此方适合痰热咳嗽、痰中带血、气逆喘满者常食。

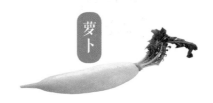

萝卜

豆浆糖

〔出处〕

《经验广集》。

〔功效〕

清肺化痰，用于痰火吼喘。

〔材料〕

饴糖30克，豆浆300毫升。

〔做法〕

将豆浆倒入锅中，煮沸后放入饴糖，小火煮至饴糖溶化即成。

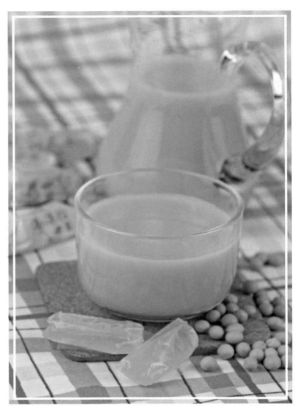

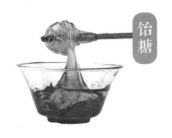

饴糖

专家箴言

豆浆由黄豆磨浆制成，有补虚润燥、清肺化痰的功效，常用于虚劳咳嗽、痰火哮喘、肺痈等。《药性考》说它"清热下气，利便通肠"。《随息居饮食谱》说它"清肺补胃，润燥化痰"。饴糖也是润肺止咳的良药，用于干性咳嗽、肺燥咳嗽。

《经验广集》中记载："治痰火吼喘，饴糖二两，豆腐浆一碗，煮化顿服。"

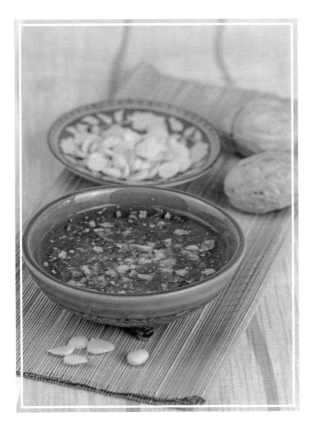

杏仁核桃煎

[出处]

《本草纲目》。

[功效]

补肾纳气，肃肺平喘，用于慢性咳嗽、久患肺喘、老人上气喘急而睡卧不安。

[材料]

甜杏仁、核桃仁各15克。

[调料]

蜂蜜适量。

[做法]

1 将甜杏仁、核桃仁捣碎。

2 锅中倒水煮沸，放入甜杏仁、核桃仁，煮5分钟，倒入碗中，调入蜂蜜即可。

专家箴言

核桃仁可温肺定喘，是治老人肾虚咳喘、慢性咳嗽、久咳不止的良药。甜杏仁可润肺平喘，常用于虚劳咳喘，而无苦杏仁的苦劣之性，食疗可选。晚间一般咳喘症状较重，使人睡卧不安，故睡前服食此方效果更好。

原方中除了甜杏仁、核桃仁，还有一味人参，"治久嗽不止"，气短心悸较重而无内热者也可添加。

有痰火积热或阴虚火旺者不宜多吃。

参桃饮

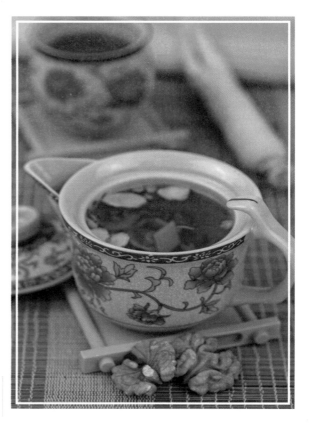

〔出处〕

《本草纲目》。

〔功效〕

温补肺肾，消痰止嗽，纳气定喘，为治疗"痰喘病"的良方。

〔材料〕

核桃仁20克，人参饮片3克，生姜6克。

〔做法〕

1 将核桃仁捣碎；生姜去皮后切成薄片。

2 二者与人参饮片一起放入茶壶中，冲入沸水，盖闷15分钟后饮用。

3 可多次冲泡，代茶频饮。晚上临睡前将参片、核桃肉、姜片一起细嚼咽下。每日1剂。

专家箴言

人参补气生津，益心肺，可用于肺虚咳喘、体虚气短。核桃仁润肺补肾，止咳平喘。生姜温中散寒，化痰止咳，用于寒痰咳嗽。

此方在《本草纲目》《济生方》中均有记载。适合慢性咳喘，如慢性肺心病及心、肺功能障碍者饮服。老年人肺肾两虚、虚寒喘咳、胸满喘逆、不能安卧、甚则气不相续、额上时见微汗、舌淡红、脉细弱者宜饮服。

痰热咳喘者忌用。

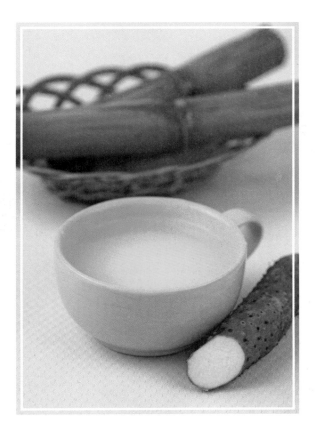

山药甘蔗饮

〔出处〕

《简便单方》。

〔功效〕

滋阴润肺，生津止渴，止咳消痰，用于咳嗽不止、痰气喘急。

〔材料〕

鲜山药150克，鲜甘蔗250克。

〔做法〕

1 将鲜山药去皮，洗净，蒸熟，捣烂成山药泥；鲜甘蔗榨取甘蔗汁。

2 把山药泥放入碗中，倒入甘蔗汁，搅拌均匀，温热饮服。

专家箴言

甘蔗浆味甘，性寒，可除热止渴，生津润燥，下气宽膈，常用于肺燥或痰热咳嗽、咽喉肿痛、心胸烦热、津伤口渴、吐血等。山药补肾益肺，生津固气，可用于肺肾虚弱所致的虚劳咳嗽、痰气喘急。二者合用，适合肺热咳嗽、痰气喘急、心胸烦热者调养。

湿盛中满、脾胃虚寒、寒咳及有实邪者不宜多饮。

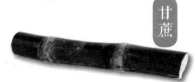

甘蔗

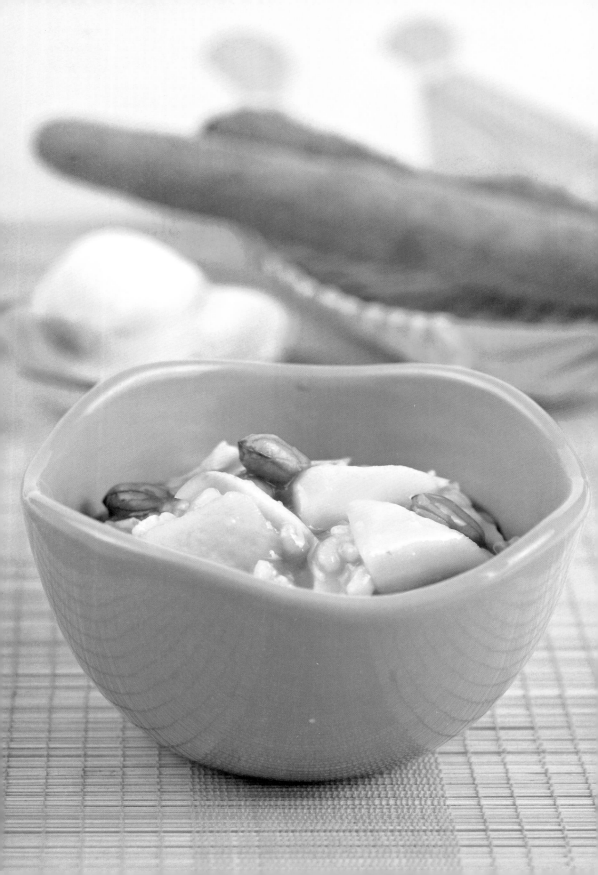

伍

滋阴润燥，养肺补血不燥咳

适合肺阴虚所致肺燥干咳、秋燥干咳、干咳带血者。

百合粥

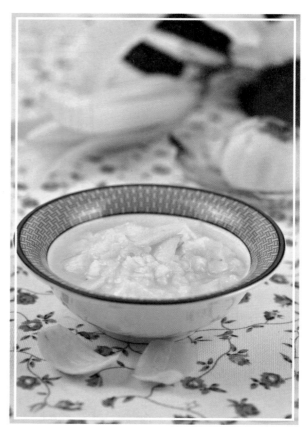

[出处]

《本草纲目》《饮食辨录》。

[功效]

补脾益肺，润肺止咳，养心安神，用于肺阴不足所致肺热咳嗽、肺燥干咳。

[材料]

鲜百合30克，粳米100克。

[调料]

冰糖适量。

[做法]

1 将粳米淘洗干净，放入锅中，加适量水，大火煮开。

2 加入洗净、剥开的百合，改小火熬至粥熟，放入冰糖，再略煮即可。

专家箴言

百合可养阴润肺，清心安神，常用于阴虚肺燥之久咳、痰中带血、虚烦失眠等。《本草蒙筌》说它"除时疫咳逆"。《医学入门》说它"治肺痿，肺痈"。此粥适合肺阴虚所致慢性支气管炎、肺热或肺燥干咳以及肺结核、久咳不愈、肺气肿、咯血者。久咳伴有失眠烦躁、心神不宁者也宜食用。秋冬干燥季节食用尤佳。

脾胃虚弱或风寒感冒咳嗽者不宜食用。

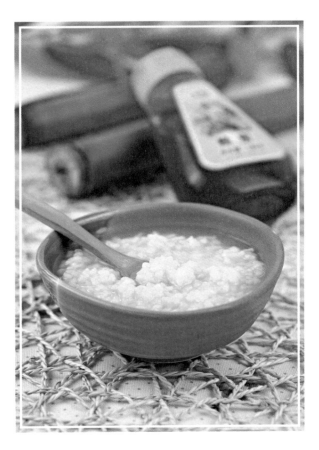

甘蔗粥

〔出处〕

《本草纲目》。

〔功效〕

清热生津，养阴润燥，用于肺阴虚弱、津液不足所致肺燥虚热咳嗽、心烦口渴、口舌干燥、涕唾浓黏。

〔材料〕

甘蔗250克，粳米100克。

〔做法〕

1 将新鲜甘蔗去皮，切段，放入榨汁机榨汁，去渣取鲜甘蔗汁约100毫升。

2 甘蔗汁倒入锅中，加适量水，再倒入淘洗好的粳米，补足水分，煮至粥成即可。

专家箴言

　　甘蔗除热止渴，生津润燥，和中下气，常用于发热口干、肺燥咳嗽、咽喉肿痛、心胸烦热、反胃呕吐等。

　　此方在《本草纲目》《养老奉亲书》中均有记载。《本草纲目》说它"治虚热咳嗽，口干涕唾……日食二次，极润心肺"。适合虚热咳嗽、烦渴者常食，也适合热病恢复期调养。

　　脾胃虚寒、寒咳、寒泻者不宜多吃。

松子粥

[出处]

《士材三书》。

[功效]

生津润燥，润肺滑肠，用于
肺燥咳嗽及肠燥便秘，老人
尤宜。

[材料]

松子仁30克，粳米100克。

[调料]

白糖适量。

[做法]

1 将松子仁焙熟。

2 锅中倒入粳米和适量水，
   煮至粥稠时放入白糖，略
   煮关火。

3 将粥盛入碗中，撒上松子
   仁即可。

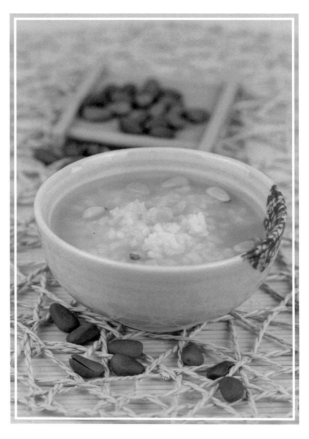

专家箴言

　　松子仁有润肺、滑肠的功效，常用于肺
燥咳嗽、肠燥便秘。《得配本草》说它"润心
肺，益阴气。配胡桃肉、蜜，治肺燥咳嗽；配
百部、杏仁，治寒嗽"。《药性切用》说它"为
芳香解郁润燥良药"。《玉楸药解》说它"收
涩不及而滋润过之，润肺止咳，滑肠通秘，开
关逐痹，泽肤荣毛，亦佳善之品"。松子仁也
是抗衰老的良药，老人阴虚肺燥者尤宜。

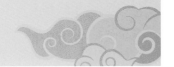

山药花生粥

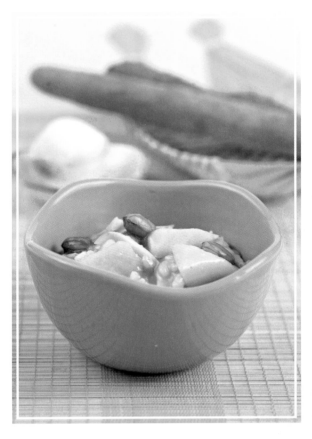

〔出处〕

民间验方。

〔功效〕

润肺止咳，滋阴养血，用于肺燥干咳、咳血、肺虚咳喘。

〔材料〕

粳米、鲜山药各100克，花生仁、鲜百合各30克。

〔调料〕

冰糖适量。

〔做法〕

1 鲜山药去皮，切片；鲜百合洗净，切成小片；粳米淘洗干净。

2 先将粳米与花生仁下锅，加适量水煮20分钟，再放入山药片、百合片和冰糖，继续煮至粥成。

 专家箴言

　　山药补益脾肺肾，益气养阴，止咳平喘。花生润肺和胃，补中益气，可防治肺燥咳嗽。百合养阴润肺，常用于阴虚久咳、痰中带血。冰糖益气，润肺，能止咳嗽，化痰涎。

　　此方适合肺气虚弱、肺阴亏虚所致肺燥干咳少痰、咳血、津干口渴、喘促气短者。肺虚兼有脾胃虚弱、贫血者尤宜食用。

　　湿盛中满、气滞、食积者不宜食用。

枇杷川贝膏

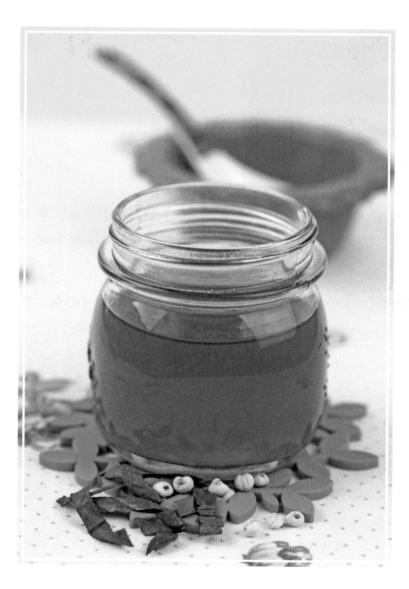

〔出处〕

民间验方。

〔功效〕

清肺化痰，养阴止咳，用于阴虚肺燥所致咳嗽、咽干以及风热感冒咳嗽、老年慢性咳嗽、肺炎等。

〔材料〕

枇杷叶300克，川贝母30克，麦芽糖100克。

〔调料〕

蜂蜜50克。

〔做法〕

1 将川贝母研成粉末；枇杷叶剪碎。

2 枇杷叶放入锅中，加适量水煎煮两次，滤渣取汁。

3 把两次药汁都倒入锅中，加入麦芽糖和川贝母粉，煮至浓稠。

4 加入蜂蜜，继续煮至黏稠收膏，盛入干净瓶中密封保存。

5 每次取适量枇杷膏，含服，徐徐吞咽，或用开水冲服。每日2~3次，不拘时服用。

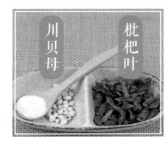

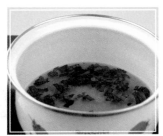

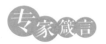 专家箴言

　　川贝母专入肺经，可清热润肺，化痰止咳，常用于肺热燥咳、干咳少痰、阴虚劳嗽、咯痰带血、肺痿、肺痈等肺病。研粉服用最佳。

　　枇杷叶清肺止咳，降逆止呕，常用于肺热咳嗽、气逆喘急、烦热口渴。

　　麦芽糖也叫饴糖，也有润肺止咳的作用，常用于干性咳嗽、肺燥咳嗽。蜂蜜润燥效果好，对肺燥干咳有疗效。

　　此方是常用中成药"蜜炼川贝枇杷膏"的简化版，适合阴虚肺燥、肺热、风热感冒等所致咳嗽痰黏、咽干口渴者，老年慢性气管炎、肺炎患者不妨作为日常饮品，每日服2~3次。空气质量不佳、风燥之邪较盛时服用，可护肺利咽，预防肺病发作。

　　寒性咳喘者不宜多食。

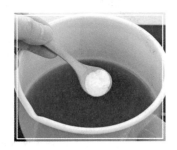

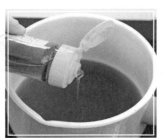

二仙膏

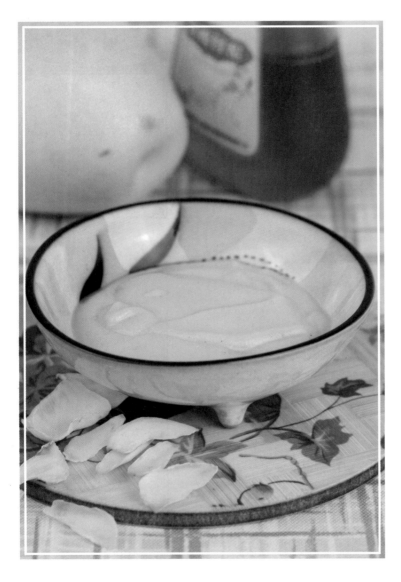

［出处］

《经验广集》。

［功效］

润肺清热，生津润燥，用于劳咳及肺阴亏虚所致的燥咳、干咳等。

［材料］

鲜百合120克，梨2个。

［调料］

蜂蜜250克。

　　没有鲜百合时也可以用干百合，用量减半。

〔做法〕

1 将梨去皮、核，切块，放入打汁机，加200毫升水打成梨汁；鲜百合捣成泥。

2 先将梨汁和百合泥倒入锅中，以小火加热收汁，再放入蜂蜜熬至黏稠成膏，盛入干净的瓶中封口保存即可。

3 每日早、晚各服2大匙。可含服，也可用开水冲开温饮。

专家箴言

　　百合养阴润肺，止咳清心，常用于肺燥或阴虚肺热所致干咳久咳、咳唾痰血。《卫生易简方》中说："治肺病吐血：新百合捣汁，和水坎之，亦可煮食。"梨能生津润燥，化痰止咳。蜂蜜补中润燥，善治肺燥干咳，对干咳、久咳等症，常用蜂蜜配伍制膏服用。《太平圣惠方》记载："治肺脏壅热烦闷，新百合四两，用蜜半叠，拌和百合，蒸令软，时时含如枣大，咽津。"

　　此方适合劳咳及肺阴虚燥咳，有干咳无痰、口舌干燥、咯血等症状者。阴虚发热、心烦失眠、便秘者也宜服用。

　　虚寒、风寒咳嗽、痰多色白者不宜服用。

延伸用法：鲜百合汁

〔出处〕

《卫生易简方》。

〔功效〕

补肺阴，清肺热，用于肺病痰火咯血、肺结核、肺气肿、慢阻肺。

〔材料〕

鲜百合30克。

〔调料〕

白糖适量。

〔做法〕

鲜百合洗净，剥成片，放入打汁机中，加适量温开水，搅打成汁，加白糖调味后饮用。

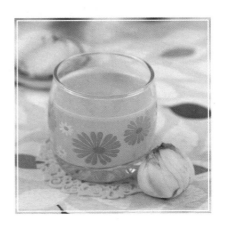

冰糖银耳燕窝羹

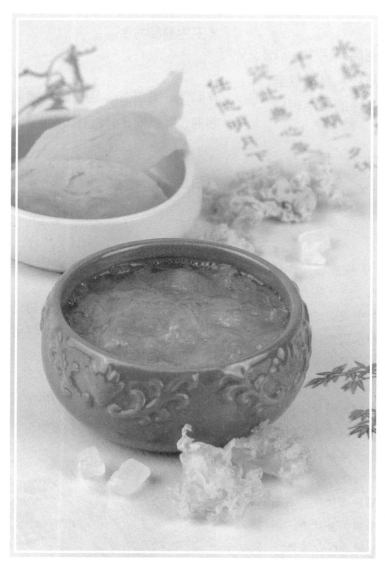

［出处］

民间验方。

［功效］

养阴补虚，润燥生津，润肺止咳，用于肺胃阴虚所致干咳无痰、痰中带血、口咽干燥。

［材料］

燕窝3克，水发银耳30克。

［调料］

冰糖20克。

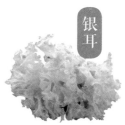

银耳

[做法]

1 将燕窝用温水浸泡至松软，择去燕毛，洗净，沥干，撕成细条；银耳洗净，撕成小块。

2 银耳、燕窝和冰糖放入蒸碗，加适量水，上蒸锅，大火蒸1小时即可。

3 每日早、晚各1次，连食10~15天见效。

专家箴言

　　银耳也叫白木耳，可润肺生津，养胃净肠，滋阴润燥，是常用的滋补品，对虚劳咳嗽、痰中带血、津少口渴、病后体虚、气短乏力等均有调养作用，并有利于提高肺部免疫力。

　　燕窝可养阴润燥，益气补中，常用于治阴虚肺痨咳嗽、痰喘、咳血等。

　　此方是民间传统的养阴润肺食疗品，适合肺胃阴虚所致的干咳无痰、痰中带血、口咽干燥者，久病虚损、体质虚弱、容颜早衰、潮热盗汗者，更年期妇女也宜食用。秋冬干燥季节食用最佳。

　　湿痰停滞及有表邪、风寒咳嗽、湿热痰咳者皆不宜多吃。

延伸用法：燕窝粥

[功效]

大养肺阴，化痰止嗽，用于虚损劳咳、痰喘、肺阴虚咳血。

[材料]

燕窝3克，粳米100克。

[调料]

冰糖适量。

[做法]

将处理干净的燕窝泡软，撕成细条，与淘洗好的粳米一起放入锅中，加适量水同煮成粥，待粥熟时加入冰糖即可。

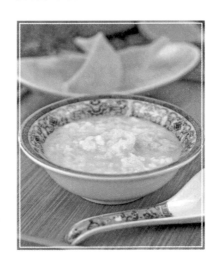

玉竹蒸鸭

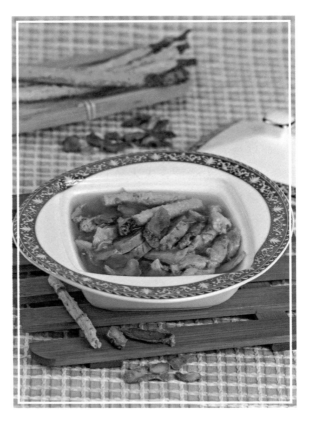

〔出处〕

民间验方。

〔功效〕

养阴润燥，养肺生津，用于阴虚肺燥、肺热咳嗽。

〔材料〕

玉竹、北沙参各10克，鸭肉250克。

〔调料〕

盐、鸡精各适量，鲜汤150毫升。

〔做法〕

1 将玉竹、北沙参用温热水泡发后放入大碗中。

2 鸭肉洗净，切厚片，放在玉竹、沙参上，浇上鲜汤。

3 把大碗放入蒸锅内，大火蒸1小时，取出，加盐、鸡精调味即可。

专家箴言

　　玉竹和北沙参是经常一起使用的药材，可增强养阴效果。二者搭配补阴虚、清虚热的鸭肉，适合阴虚肺燥或肺热所致的干咳、口渴、咯血、心烦、低热等，肺炎、肺结核患者尤宜食用。

　　风寒咳嗽及痰湿气滞者不宜多吃。

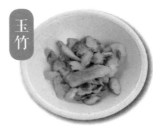

玉竹

冰糖拌海蜇皮

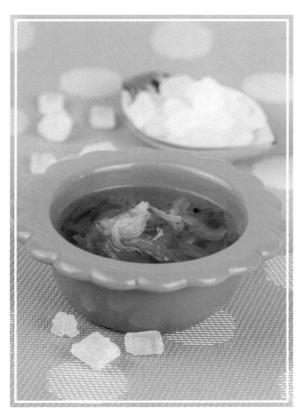

〔出处〕

民间验方。

〔功效〕

养阴润燥，化痰止咳，用于阴虚久咳。

〔材料〕

海蜇皮100克。

〔调料〕

冰糖30克。

〔做法〕

1　海蜇皮洗净，切丝，与冰糖一起放入蒸碗，加少许水。

2　蒸碗放入蒸锅，大火蒸15分钟即可。

专家箴言

　　海蜇皮味咸、涩，性温，能化痰软坚，平肝解毒，祛风除湿，可用于痰多咳嗽、阴虚久咳、气管炎、哮喘、高血压等。《本草拾遗》说它"消痰行积，止带祛风"。《随息居饮食谱》说它"陈久愈佳"。故用陈海蜇皮疗效较好。

　　冰糖既能调味，又是润肺止咳化痰的良药，肺燥咳嗽、痰中带血者尤宜多吃。

　　脾胃虚寒者不宜多吃。

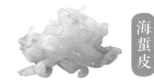

海蜇皮

沙参百花蜜

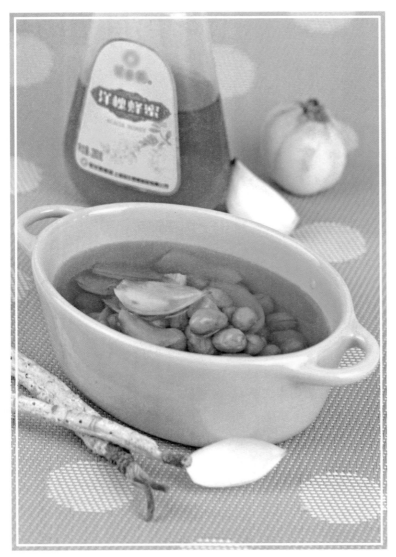

［出处］

民间验方。

［功效］

养肺阴，清肺热，润肺燥，用于肺阴不足所致干咳、声音嘶哑。

［材料］

百合、北沙参各15克，花生仁30克。

［调料］

蜂蜜适量。

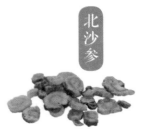

北沙参

〔做法〕

1 先将北沙参加水煮汤。

2 拣出北沙参，放入花生仁、百合，继续煮20分钟。

3 盛入碗中，调入蜂蜜食用。

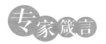

专家箴言

　　北沙参可养阴清肺，祛痰止咳，常用于气管炎、肺热燥咳、劳嗽痰血、阴伤咽干口渴等。《本草从新》说它"专补肺阴，清肺火，治久咳肺痿"。《饮片新参》说它"养肺胃阴，治劳咳痰血"。《东北药植志》说它"治慢性支气管炎，肺结核，肺膨胀不全，肺脓疡等"。《中药志》说它"养肺阴，清肺热，祛痰止咳。治虚劳发热，阴伤燥咳，口渴咽干"。

　　花生仁可润肺燥，常用于肺燥咳嗽、秋燥干咳、慢性气管炎、小儿百日咳等。

　　百合养阴润肺，清热安神，尤宜阴虚久咳、痰中带血者。蜂蜜也是润燥佳品，合用效果更好。

　　风寒咳嗽及肺胃虚寒者禁服。

延伸用法：蜜蒸百合

〔出处〕

《经验广集》。

〔功效〕

清肺止咳，润燥补虚，治肺痈、肺热烦闷咳嗽、吐脓咳血。

〔材料〕

鲜百合200克，蜂蜜250克。

〔做法〕

将鲜百合洗净，研成泥，调入蜂蜜，上锅蒸透，早、晚各饮15克。

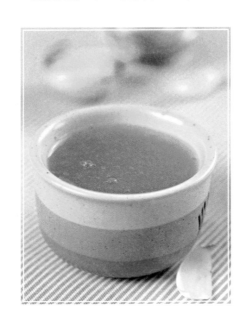

百合枇杷藕

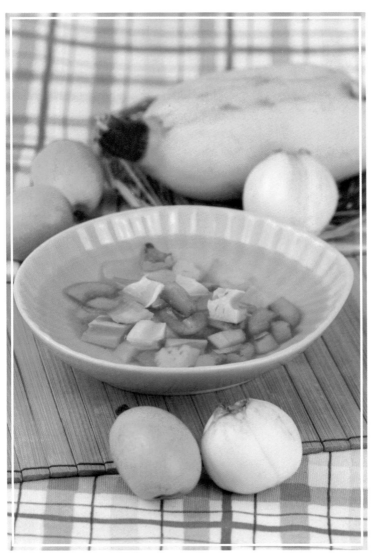

［出处］

《习用方》。

［功效］

养阴清热，润肺止咳，用于燥热伤肺咳嗽、风热咳嗽。

［材料］

鲜百合30克，枇杷（去核）50克（也可用糖水罐头枇杷），鲜藕70克。

［调料］

白糖适量。

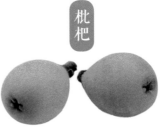

枇杷

[做法]

1 鲜藕洗净，去皮，切丁；鲜百合、枇杷分别切成丁。

2 百合、枇杷、藕一起入锅，加水合煮，将熟时放入白糖，稍煮即可。

3 每日分 2~3 次食用。

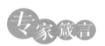 专家箴言

枇杷润肺，止渴，下气，常用于肺热咳喘、肺痿咳嗽吐血、燥渴、呕逆等。《日华子本草》说它"治肺气，润五脏，下气。止呕逆，并渴疾"。《滇南本草》说它"治肺痨痨伤吐血，咳嗽吐痰，哮吼"。

百合养阴润肺，藕凉血散瘀，止渴除烦，二者均有助于润肺燥，化干渴，止燥咳、热咳、咳血。

此方适合阴虚肺燥咳嗽、风热咳嗽、干咳久咳、无痰或少痰、痰黏难咳、痰中带血、口干舌燥、声音嘶哑者。

风寒咳嗽、痰多色白者忌用。

外感咳嗽者不宜多吃。

延伸用法：银耳百合枇杷羹

[功效]

养肺阴，止燥咳，用于阴虚燥热咳嗽、干咳燥咳、津干口渴。

[材料]

鲜百合30克，枇杷70克，水发银耳30克。

[做法]

1 将枇杷去核，洗净，捣烂；鲜百合、水发银耳分别洗净，撕成小片。

2 银耳入锅，加适量水，煮至软烂黏稠时放入百合、枇杷、冰糖，略煮即成。

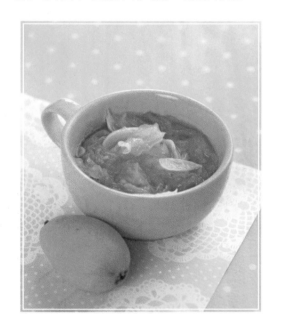

凤髓汤

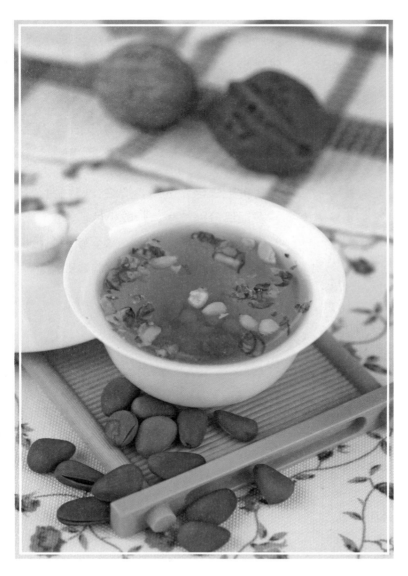

〔出处〕

《必用全书》。

〔功效〕

补肾虚，润肺燥，止咳嗽，用于肺肾虚弱、肺燥所致咳嗽，尤宜老年慢性支气管炎患者。

〔材料〕

核桃仁200克，松子仁100克。

〔调料〕

蜂蜜适量。

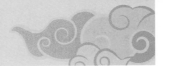

〔做法〕

1 将核桃仁、松子仁一起捣碎，混匀，装瓶保存。

2 每次取15克，用温水冲汤，加入蜂蜜后食用。每日2次。

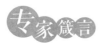

专家箴言

核桃仁补肾气，润肺燥，止咳喘，对老人肾虚喘嗽、肺燥干咳等均有一定的食疗作用。《本草纲目》说它"补气养血，润燥化痰，益命门，利三焦，温肺润肠。治虚寒喘嗽"。

松子仁温肺润燥，常用于肺燥咳嗽。《得配本草》说它"润心肺，益阴气。配胡桃肉、蜜，治肺燥咳嗽"。

蜂蜜补中润燥，常与其他润肺材料合用，熬制成蜜膏或煎汤以增强润肺燥、止干咳的效果。

此方适合肺肾虚弱、肺燥所致咳嗽者，特别适合老年慢性支气管炎患者常服久服。

阴虚火旺、痰热咳嗽及便溏者不宜多服。

延伸用法：咳嗽方

〔出处〕

《奇效简易良方》。

〔功效〕

补肾气，润肺燥，止燥咳，用于肺燥、肺虚咳嗽、痰多、气喘。

〔材料〕

核桃仁、冰糖各15克，淀粉适量。

〔做法〕

将核桃仁捣碎，和冰糖一起入锅，加适量水，煮5分钟，加淀粉勾芡后倒入杯中即可。每日2次。

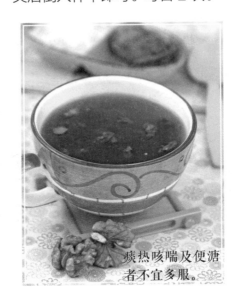

痰热咳喘及便溏者不宜多服。

杏霜汤

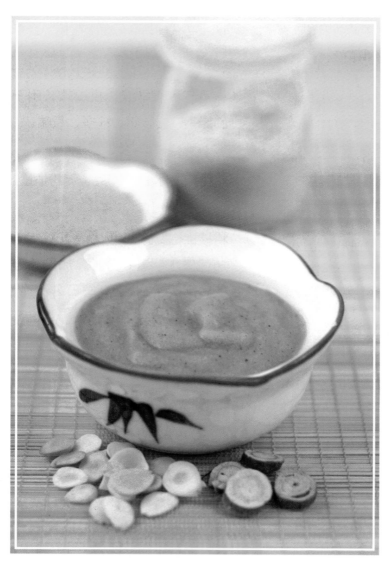

〔出处〕

《和剂局方》《饮膳正要》。

〔功效〕

调顺肺气，宽胸利膈，止咳嗽，用于肺热、肺燥咳嗽气喘。

〔材料〕

粟米100克，苦杏仁、甘草各50克。

〔调料〕

盐10克。

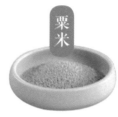

粟米

[做法]

1 将粟米、甘草、苦杏仁研为
  细末，拌匀。

2 将粉末加盐，用文火炒制15
  分钟，放入瓷坛内封口保存。

3 每日早、晚各取3克粉末，
  用开水冲调食用。

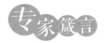

　　苦杏仁宣肺止咳，降气平喘，
常用于咳嗽气喘、胸满痰多。

　　甘草补脾益气，清热解毒，祛
痰止咳，调和诸药，可用于咳嗽痰
多、咽喉肿痛、气虚气短等。《名
医别录》说它"温中下气，烦满短
气，伤脏咳嗽，止渴，通经脉，利
血气，解百药毒"。

　　粟米也叫小米，可养肾气，滋
阴液，除烦热，补虚损，适合虚热
烦渴者食用。

　　此方适合肺热、肺燥咳嗽、气
喘者，胃肠积热、大便不通者也宜
食用。

　　脾胃虚寒、泄泻者不宜多吃。

　　大便溏泄者不宜多饮。

延伸用法：杏仁蜜奶

[功效]

益肺气，平咳喘，养肺阴，用于
日常肺部保健。

[材料]

杏仁粉10克，牛奶150毫升，蜂
蜜20克。

[做法]

用温热牛奶冲泡杏仁粉，待杏仁
粉完全溶化后，调入蜂蜜，拌匀
饮用。

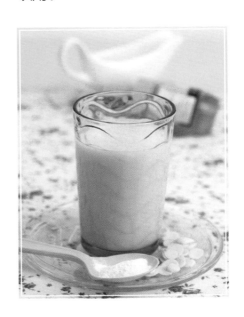

桑杏猪肺汤

[出处]

民间验方。

[功效]

养阴清肺，止咳平喘，用于阴虚燥咳、痰中带血。

[材料]

桑白皮15克，杏仁10克，猪肺150克，蒜苗末少许。

[调料]

盐、鸡精各适量。

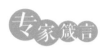

专家箴言

桑白皮泻肺平喘，杏仁止咳化痰，猪肺补肺养阴。三者搭配合用，适合阴虚燥咳所致的干咳、咳声短促或痰中带血，伴有低热、口干等症者日常调养。

寒咳者不宜多吃。

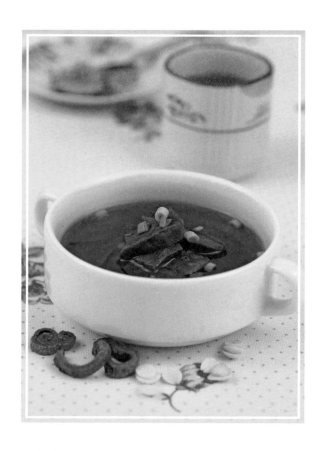

[做法]

1 将杏仁捣碎，和桑白皮一起装入料包中，封好口备用。

2 将猪肺洗净，切片，焯水后捞出。

3 猪肺与料包一起放入锅内，加适量水，小火慢炖1小时。

4 除去料包，加盐、鸡精调味，盛入碗中，撒上蒜苗末即可。

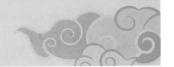

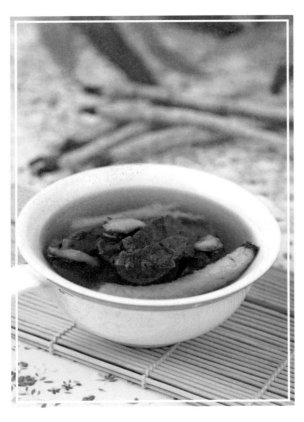

参竹猪肺汤

〔出处〕

民间验方。

〔功效〕

养阴润肺，止咳，用于阴虚燥咳、久咳少痰或痰中带血、咽干口渴。

〔材料〕

北沙参、玉竹各10克，猪肺150克。

〔调料〕

葱段、姜片、料酒各适量，盐少许。

〔做法〕

1 将猪肺洗净，切片，焯水后捞出，放入锅中，加适量水、葱段、姜片和料酒，煮30分钟，捡去葱、姜。

2 再放入北沙参和玉竹，继续煮1小时，至猪肺软烂，加盐调味即可。

 专家箴言

　　猪肺益肺气，补肺虚，常煨烂煮汤，用于久嗽劳病。北沙参养阴清肺，多用于肺热燥咳、劳嗽痰血、热病津伤口渴等。

　　玉竹养阴润燥，生津止渴，常用于肺阴虚所致的燥热咳嗽、干咳少痰、咽干口渴等。《广西中药志》说它"养阴清肺润燥。治阴虚，多汗，燥咳，肺痿"。其多脂柔润，可以久服。

　　风寒咳嗽、湿痰咳嗽者不宜多吃。

豆浆冲鸡蛋

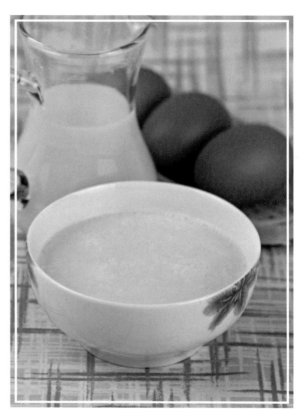

〔出处〕

《本草纲目拾遗》。

〔功效〕

清肺化痰，补虚润燥，治热嗽燥咳。

〔材料〕

豆浆200毫升，鸡蛋1个。

〔调料〕

白糖适量。

〔做法〕

1 将鸡蛋打入碗中，加白糖，搅打成蛋液。

2 豆浆煮沸，冲入蛋液即可。

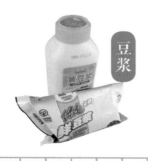

豆浆

专家箴言

豆浆补虚润燥，清肺化痰，常用于虚劳咳嗽、痰火哮喘、肺痈等。《随息居饮食谱》说它"清肺补胃，润燥化痰"。

鸡蛋也是滋阴润燥、养血补虚的常用材料，养心肺、退虚热的效果好，适合阴虚热咳、燥咳声哑、咽喉肿痛者食用。

《本草纲目拾遗》中记载："宁嗽补血，豆腐浆，五更冲鸡蛋，白糖点服。"

有痰饮、积滞者不宜多吃。

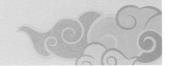

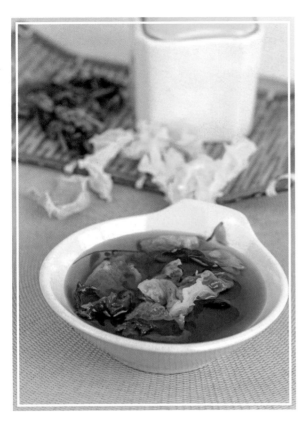

双耳汤

〔出处〕

民间验方。

〔功效〕

养阴润燥，补肺养血，益气生津，用于肺阴虚所致咳嗽喘息、痰中带血、津少口渴。

〔材料〕

水发黑木耳、银耳各70克。

〔调料〕

冰糖适量。

〔做法〕

1 将水发黑木耳、银耳分别择洗干净，撕成小片。

2 锅中放入黑木耳、银耳和冰糖，加适量水，煮15分钟即可。

专家箴言

　　银耳可补肺益气，养阴润燥，常用于肺虚久咳、痰中带血。黑木耳有补气养血、润肺止咳、降压止血的功效，可用于肺虚久咳、咳血。

　　常饮此汤能滋养阴血，润肺止咳，缓解燥热咳嗽、咳血、口干口渴，也适合大便秘结、血压偏高、血管硬化者食用，对预防肺炎、肺癌也有一定作用。

　　风寒咳嗽、湿热痰咳及虚寒溏泄者不宜多吃。

玉竹
麦冬汤

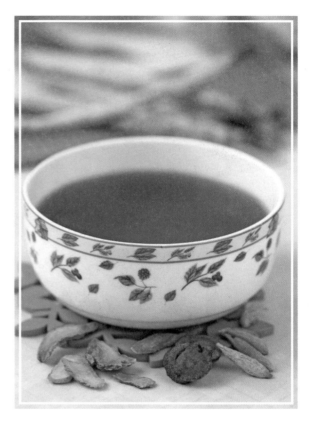

[出处]

《温病条辨》。

[功效]

清肺热，润肺燥，养肺胃之阴，用于秋燥伤阴所致的燥咳、干咳无痰、心烦口渴。

[材料]

玉竹、麦冬各10克，北沙参、甘草各5克。

[调料]

冰糖适量。

[做法]

将所有材料放入锅中，加适量水，小火煎煮，滤渣留汤，再放入冰糖，煮至冰糖融化即成。每日分2次温服。

专家箴言

　　玉竹养阴润燥，生津止渴，可用于肺胃阴伤、燥热咳嗽、咽干口渴。麦冬也叫麦门冬，可养阴生津，润肺清心，常用于肺燥干咳、虚痨咳嗽、津伤口渴、心烦失眠。北沙参养阴清肺，益胃生津，适合肺热燥咳、劳嗽痰血、热病津伤口渴者。甘草可补气，清热解毒，祛痰止咳，尤宜咳嗽痰多、咽喉肿痛者。四料合用，养肺阴、止燥咳效果更佳。

　　脾胃虚寒、痰湿咳嗽者不宜多吃。

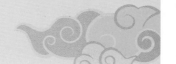

西洋参饮

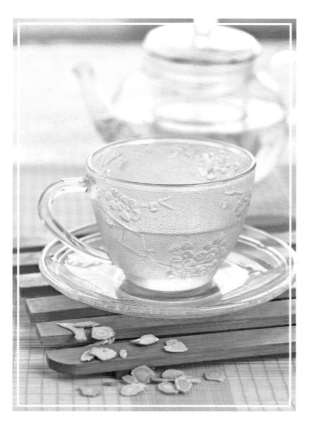

〔出处〕

《经验方》。

〔功效〕

补气养阴，清热生津，用于气阴两虚、内热津伤所致咳喘、痰血、虚热烦渴、体虚劳倦、气短乏力。

〔材料〕

西洋参饮片6克。

〔调料〕

冰糖适量。

〔做法〕

将西洋参饮片和冰糖放入壶中，冲入沸水，闷泡15～20分钟饮用。可多次冲泡，代茶频饮。

专家箴言

　　西洋参也叫洋参、花旗参，可补气养阴，清热生津，是凉补气血的佳品，尤能益肺阴，清虚火，常用于气虚阴亏、内热、咳喘痰血、虚热烦倦、口燥咽干等。《本草从新》说它"补肺降火，生津液，除烦倦。虚而有火者相宜"。《本草再新》说它"治肺火旺，咳嗽痰多，气虚咳喘，失血，劳伤，固精安神，生产诸虚"。

　　中阳衰微、胃有寒湿者不宜多饮。

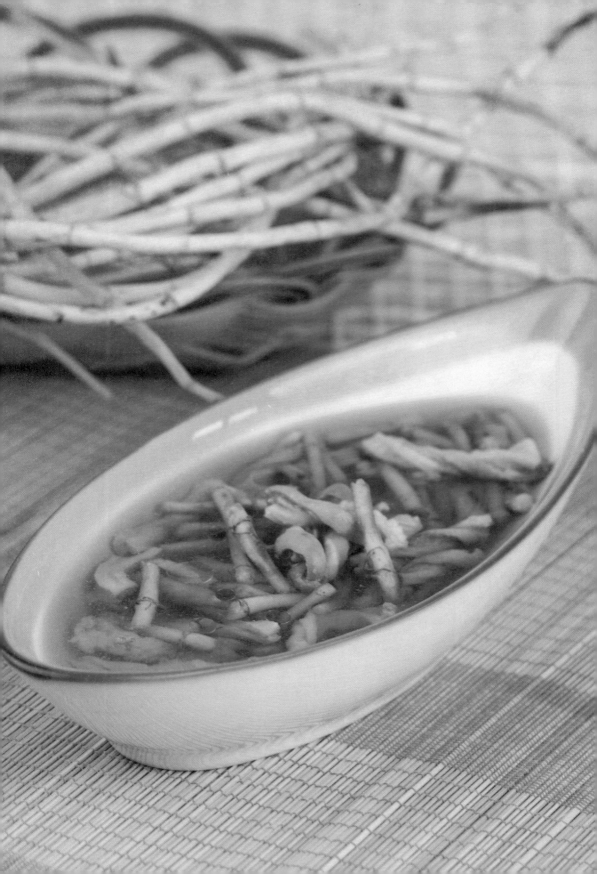

陆

清热化痰，
止咳消炎抗感染

适合热毒瘀结所致的痰火咳嗽、肺炎、肺脓肿者。

枇杷叶粥

〔出处〕

《老老恒言》。

〔功效〕

清肺化痰，疗热咳，降气，止消渴，用于肺热咳嗽、吐黄痰、气逆、咳血、急性气管炎。

〔材料〕

枇杷叶15克，粳米100克。

〔调料〕

冰糖适量。

〔做法〕

1 将枇杷叶切碎，放入料包中，加水煎汤，滤渣留汤。

2 汤中倒入淘洗好的粳米，补足水分，煮成稀粥，将熟时加入冰糖煮匀即可。

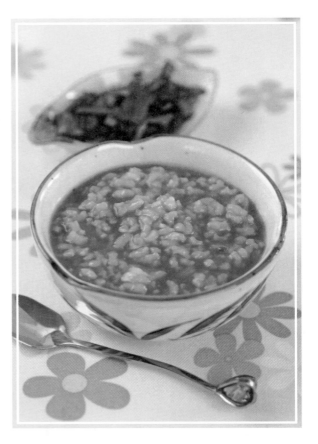

专家箴言

枇杷叶可清肺止咳，降气化痰，常用于肺热咳嗽、咳吐黄痰、咳血、气逆喘急、烦热口渴、胃热呕哕等。《滇南本草》说它"止咳嗽，消痰定喘，能断痰丝，化顽痰，散吼喘，止气促"。《本草再新》说它"清肺气，降肺火，止咳化痰，止吐血呛血，治痈痿热毒"。凡风温、温热、暑、燥诸邪在肺者，皆可用之。

胃寒呕吐及肺感风寒咳嗽者不宜多吃。

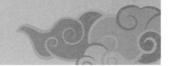

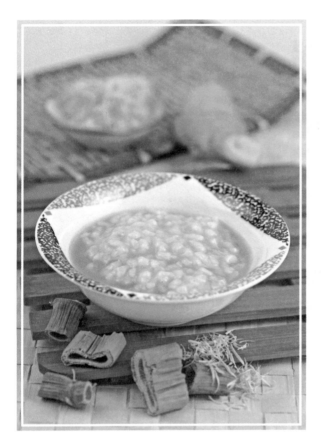

芦根粥

〔出处〕

《食医心鉴》。

〔功效〕

清肺热，止咳痰，用于痰热咳嗽、黄痰黏稠、痰热哮喘。

〔材料〕

芦根30克（或鲜品60克），竹茹、生姜各10克，粳米100克。

〔做法〕

1 将芦根洗净，与竹茹一起放入锅中，加适量水，煎煮后滤渣留汤。

2 汤中倒入淘洗好的粳米，放入生姜，煮30分钟，至粥稠时去除生姜即可。

专家箴言

芦根能清肺热，祛痰排脓，常用于肺热咳嗽、肺痈吐脓、热病烦渴呕哕。竹茹为竹子茎秆的干燥中间层，也是清热化痰的良药，常用于痰热咳喘、呕逆。

此粥适合痰热咳嗽及痰热哮喘，有咳嗽痰多、咳吐不爽、痰质黏厚或稠黄、喉中痰鸣等症状者。

脾胃虚寒、有寒痰者不宜多吃。

桔梗杏仁粥

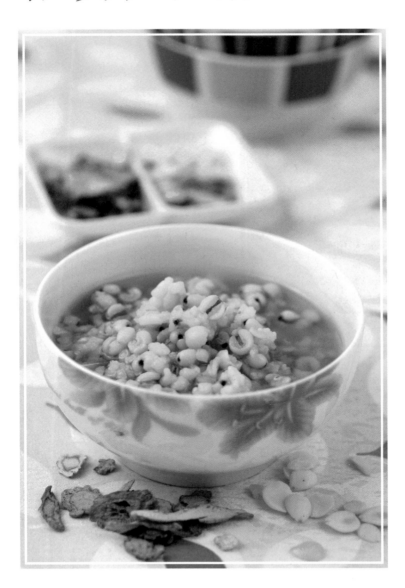

[出处]

民间验方。

[功效]

清热化痰，利水排脓，用于热邪犯肺、内蕴化脓所致的肺痈、吐痰腥臭、咳吐脓血。

[材料]

桔梗 20 克，杏仁 10 克，玉竹 15 克，薏苡仁 50 克，粳米 100 克。

[调料]

冰糖适量。

[做法]

1 将桔梗、杏仁、玉竹一起放入锅中，加水煎煮，滤渣取药汁备用。

2 先将薏苡仁倒入锅中，加适量水，煮20分钟，再倒入淘洗好的粳米，小火煮30分钟，至薏苡仁软烂、粥稠。

3 加入冰糖略煮，最后倒入药汁，搅拌均匀即成。

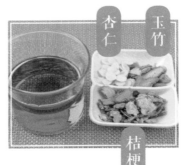

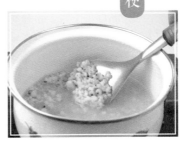

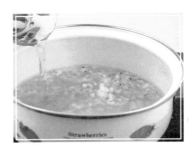

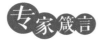 专家箴言

薏苡仁也叫薏米、苡仁，有利水渗湿、清热排脓的功效，可用于肺痿肺痈、咯吐脓痰、肺水肿等。《药性论》说它"主肺痿肺气，吐脓血，咳嗽涕唾上气"。《济生方》记载："治肺痈咯血，薏苡仁三合。捣烂，水二大盏，入酒少许，分二服。"

桔梗可宣肺利咽，祛痰排脓，常用于咳嗽痰多、胸闷不畅、咽痛音哑、肺痈吐脓。

玉竹养阴润燥，生津止渴，对阴虚热咳、咽干口渴有疗效。杏仁祛痰止咳平喘，对防治各类咳嗽气喘均有效。

此粥适合有发热、咳嗽胸痛、吐痰腥臭或咳吐脓血的肺痈者，尤其适合在身热减退、咳嗽减轻、脓痰日渐减少的肺痈恢复期食用。

体质虚寒、寒咳者不宜多吃。

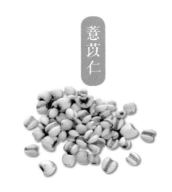

竹笋炖肉

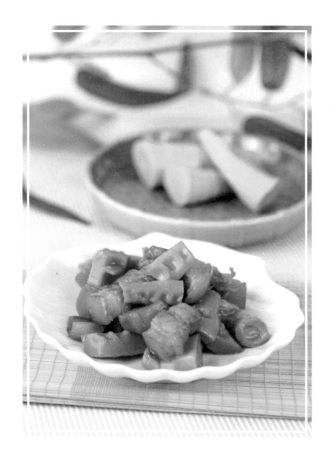

[出处]

《本草求原》。

[功效]

清热消痰，用于痰热咳嗽。

[材料]

竹笋100克，五花肉150克。

[调料]

葱段、姜片各15克，料酒、红烧酱油各20克，盐适量。

[做法]

1　将竹笋切块；五花肉切块，焯水。

2　锅中倒入油烧热，下葱段、姜片炒香，放入肉块煸炒2分钟，倒入红烧酱油上色，加适量水煮沸，放入笋块、料酒，小火煮30分钟，大火收汁，加盐调味即成。

专家箴言

　　竹笋也叫毛笋、笋子，味甘，性寒，有清热消痰的功效。《本草纲目拾遗》说它"利九窍，通血脉，化痰涎，消食胀"。《食物本草》说它"消痰，除热狂，壮热头痛，头风"。《随息居饮食谱》："甘凉，舒郁，降浊升清，开膈消痰。"《本草求原》中记载："痰热咳嗽，毛笋同肉煮食。"

　　脾胃虚弱者不宜多吃。

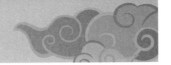

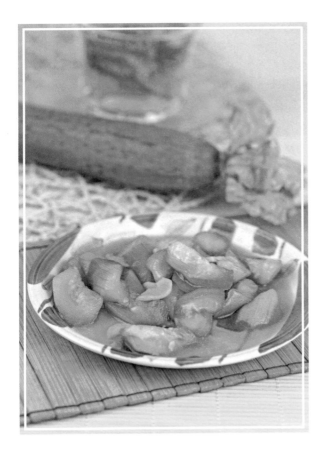

清炒丝瓜

〔出处〕

民间验方。

〔功效〕

清热化痰，用于痰热喘咳、肺热咳嗽、咽喉肿痛。

〔材料〕

丝瓜250克，蒜片15克。

〔调料〕

酱油、盐、鸡精各适量。

〔做法〕

1 将丝瓜去皮，洗净，切块。

2 锅中倒入油烧热，下蒜片炒香，放入丝瓜翻炒，加酱油和少许水，煮2分钟，加盐和鸡精调味即可。

专家箴言

丝瓜可清热化痰，凉血解毒，常用于热病身热烦渴、痰喘咳嗽等，有肺热、痰热咳嗽、哮喘、急慢性咽喉炎、扁桃腺炎者皆宜常食。《本草纲目》说它"煮食除热利肠。老者烧存性服，去风化痰，凉血解毒，杀虫，通经络，行血脉，下乳汁"。《本草求真》说它"凡人风痰湿热……服之立能有效"。

丝瓜性寒滑肠，虚寒腹泻者不宜多吃。

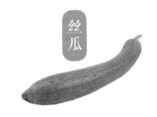

丝瓜

海带
绿豆汤

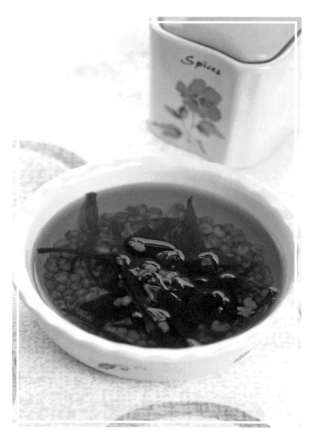

〔出处〕

民间验方。

〔功效〕

清热解毒，祛痰退火，散结
消肿，用于毒火壅盛所致咳
嗽痰喘、慢性炎症。

〔材料〕

绿豆、海带各50克。

〔调料〕

冰糖适量。

〔做法〕

1 将绿豆淘洗干净，海带洗
净，切成丝。

2 煮锅中放入绿豆，加入适
量水，用小火煮30分钟，
放入海带丝、冰糖，继续
煮10分钟即可。

专家箴言

海带也叫昆布，味咸性寒，有消痰软坚、
镇咳平喘、利水消肿的作用，常用于甲状腺
肿、慢性气管炎、咳嗽等。《神农本草经疏》
说它"寒能除热散结，故主十二种水肿、瘿瘤
聚结气、瘰疬"。《本草汇》说它"祛老痰"。

绿豆清热解毒，消肿下气，清火清痰，常
用于热毒痈肿、痰喘、烦渴等。

脾胃虚寒者不宜多吃。

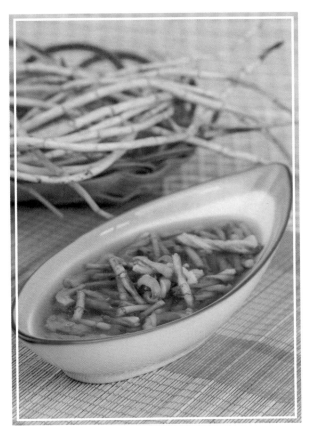

鱼腥草猪肚汤

〔出处〕

《贵州民间方药集》。

〔功效〕

清热解毒，消痈排脓，用于肺痈吐脓、痰热喘咳、气管炎。

〔材料〕

鱼腥草100克，猪肚150克。

〔调料〕

香油、盐、胡椒粉各适量。

〔做法〕

1 将鱼腥草洗净，切段；猪肚切丝，焯水后洗净。

2 锅中放入猪肚、鱼腥草，加适量水，小火煮1小时，加入各调料即成。

专家箴言

　　鱼腥草也叫侧耳根，可清热解毒，消痈排脓，是治肺痈（肺脓疡）的要药，常用于痰热喘咳、肺痈胸痛、咳吐脓血、百日咳等。《滇南本草》说它"治肺痈咳嗽带脓血，痰有腥臭"。因其抗菌、抗病毒的作用强，故现代临床也常用其治疗肺炎、急性支气管炎等肺病。搭配猪肚，可增强益气补虚的作用。

　　虚寒者不宜多吃。

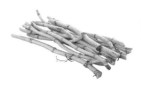

鱼腥草

猪肺
萝卜汤

〔出处〕

民间验方。

〔功效〕

补肺，消痰，止咳，用于虚热痰咳、咳血、肺脓肿、慢性支气管炎。

〔材料〕

猪肺、白萝卜各150克，蒜片、香菜段各15克。

〔调料〕

盐、胡椒粉各适量。

〔做法〕

1 将白萝卜去皮，切片；猪肺切片，焯水，洗净。

2 锅中放入猪肺和适量水，煮30分钟，放入萝卜片，再煮10分钟，加入调料，放入蒜片和香菜段即可。

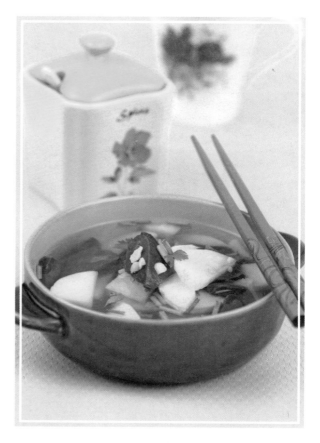

专家箴言

猪肺可补肺气，养肺阴，止咳嗽，常用于肺虚咳嗽、咯血。《本草纲目》说它"疗肺虚咳嗽、嗽血"。《随息居饮食谱》说它"治肺痿咳血、上消诸症"。《证治要诀》中记载："治肺虚咳嗽，猪肺一具，切片，麻油炒热，同粥食。"白萝卜可化痰热，《日华子本草》说它"能消痰止咳，治肺痿吐血"。此方适合肺虚痰热咳嗽、咳血者常食。

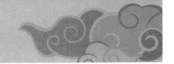
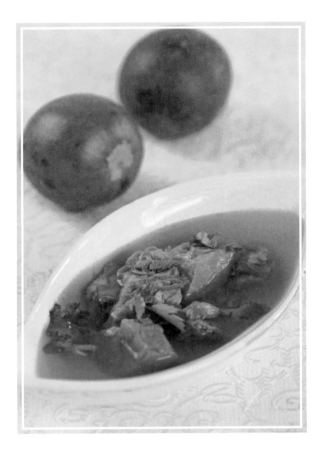

罗汉果猪肺汤

〔出处〕

民间验方。

〔功效〕

滋肺阴，化痰热，用于肺热喘咳、痰火咳嗽、百日咳等。

〔材料〕

罗汉果15克，猪肺150克，香菜段少许。

〔调料〕

盐、鸡精各适量。

〔做法〕

1 罗汉果打碎取肉，研粉。

2 猪肺焯水后洗净，切片，入锅，加适量水和罗汉果粉，小火煮至猪肺熟烂，加盐、鸡精调味，撒上香菜段即可。

专家箴言

　　罗汉果可清肺利咽，化痰止咳，常用于肺火燥咳、痰火咳嗽、百日咳、咽痛失音等。《广西中药志》说它"止咳清热，凉血润肠。治咳嗽，血燥胃热便秘等"。搭配补肺止咳的猪肺，适合痰火咳嗽、肺热喘咳、痰多不爽、百日咳、咽干口燥者，咽喉炎、淋巴炎、扁桃体炎、支气管炎患者均宜食用。

　　虚寒咳喘、咽痒痰多清稀者不宜多吃。

桔梗汤

〔出处〕

《伤寒论》。

〔功效〕

排脓解毒，是治肺痈（肺脓肿）的经典良方。

〔材料〕

桔梗10克，甘草5克。

〔做法〕

将桔梗和甘草一起放入杯中，以沸水冲泡，盖闷15分钟后即可饮用。每日1剂，代茶频饮。

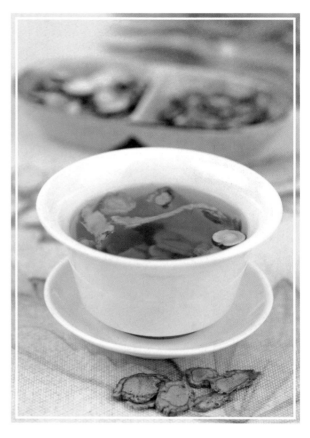

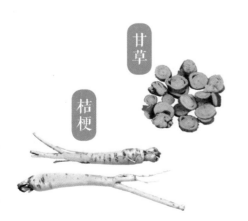

甘草

桔梗

专家箴言

桔梗宣肺利咽，祛痰排脓，用于咳嗽痰多、胸闷不畅、肺痈吐脓、咽痛音哑。甘草可祛痰止咳，清热解毒，咳嗽痰多者宜用。

此方适合肺痈轻症、痈脓已成、时有恶寒微热、咽干不渴、其气腥臭、咳而胸满或隐痛、久久吐脓如米粥者。咽喉肿痛、吞咽不利，或伴有寒热头痛者也宜食用。

肺痈重症不宜多饮。

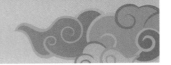

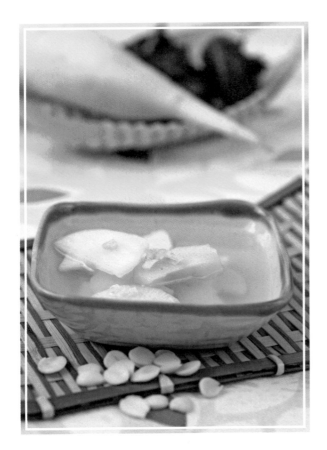

祛痰止咳汤

[出处]

民间验方。

[功效]

止咳化痰，降气平喘，用于咳嗽痰多、胸满气喘。

[材料]

苦杏仁10克，荸荠、白萝卜各100克。

[调料]

冰糖10克。

[做法]

1 将苦杏仁捣碎；荸荠、白萝卜分别去皮，洗净，切片。

2 将白萝卜、荸荠和杏仁放入锅中，加适量水，小火煮15分钟，放入冰糖，继续煮5分钟即成。

专家箴言

杏仁止咳平喘；荸荠清热解毒，化湿祛痰；白萝卜下气，化痰热；冰糖亦可润肺止咳。以上四种材料合用，可增强止咳化痰的功效，适合阴虚肺燥、痰热咳嗽、痰中带血、咽喉不爽者，对胸满痰多者最为有效，干咳者也有疗效。

此方以缓解热咳、燥咳为主，气虚、寒咳、脾胃虚寒、泄泻者不宜多服。

雪羹汤

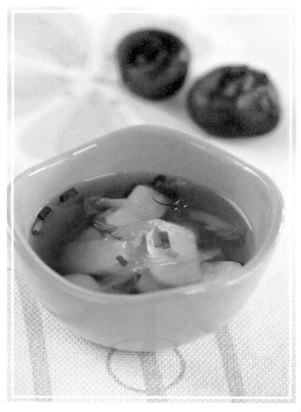

[出处]

《古方选注》。

[功效]

清热化痰，用于痰热咳嗽、慢性气管炎。

[材料]

海蜇丝50克，荸荠100克。

[调料]

香油、盐、香葱末各适量。

[做法]

1 海蜇丝洗净；荸荠去皮，洗净，切片。

2 海蜇、荸荠放入锅中，加适量水，煮10分钟，加盐调味，放入香葱末和香油即成。

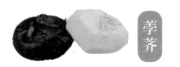

荸荠

专家箴言

海蜇皮是化痰热的佳品，善治肺热咳嗽痰多。《医林纂要》说它"补心益肺，滋阴化痰，去结核"。荸荠清热化痰，利湿清咽，常用于肺热及痰热咳嗽、硅肺病、咽喉肿痛。《本草备要》说它"除胸中实热"。《滇南本草》说它"治腹中热痰"。

此方清肺化痰而不伤正气，兼可滋润，对痰热咳嗽而素体阴虚不耐攻伐者尤为适宜。

体质虚寒及虚劳咳嗽者不宜多饮。

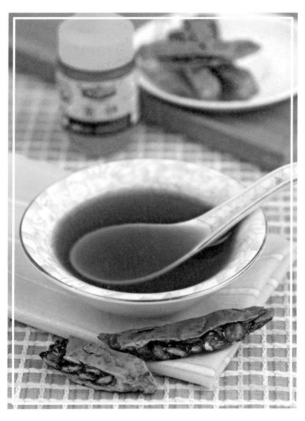

瓜蒌蜜羹

〔出处〕

《经验良方全集》。

〔功效〕

清肺润燥，化痰止咳，用于热咳不止、痰多黄浊。

〔材料〕

蜜制瓜蒌15克，黄芩30克。

〔调料〕

蜂蜜30克。

〔做法〕

1 将蜜制瓜蒌、黄芩加水煎汤，滤渣取汤200毫升，

2 加入蜂蜜搅匀即可。

专家箴言

瓜蒌可清热涤痰，宽胸散结，常用于肺热咳嗽、痰浊黄稠、肺痈、胸痹心痛、结胸痞满等。《本草便读》说它"润肺清肠.降痰火下行为顺，消瘀涤垢，治结胸上实颇灵……凡上焦郁热，垢腻痰火咳嗽等证，皆可用之。一切肺痈肠痈乳痈之属火者尤为相宜"。

黄芩清热燥湿，泻火解毒，有抗炎、镇静的作用，也常用于肺热及痰热咳嗽。

脾胃虚寒泄泻及有湿痰者不宜多吃。

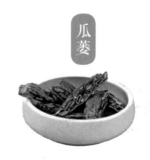

瓜蒌

枇杷蜜膏

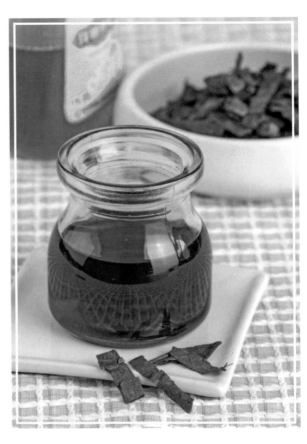

〔出处〕

《医学从众录》。

〔功效〕

清热化痰，益气润肺，用于
痰火咳嗽。

〔材料〕

干枇杷叶250克（或鲜枇杷
叶500克）。

〔调料〕

蜂蜜200毫升。

〔做法〕

1 枇杷叶加水煎汤，滤渣留
汤，倒入蜂蜜，煮成膏，
装瓶封口保存。

2 每次取20毫升服用。

枇杷叶

专家箴言

枇杷叶可清肺止咳，降气化痰，常用于
肺热、痰热咳嗽、咳血、气逆喘急、烦热口渴
等。《本草纲目》记载："枇杷叶，治肺胃之
病，大都取其下气之功耳。气下则火降痰顺，
而逆者不逆，呕者不呕，渴者不渴，咳者不咳
矣。"用炼熟蜂蜜炒制炙过的枇杷叶为蜜炙枇
杷叶，其清肺火热痰的药用效果更好。

风寒咳嗽者不宜多吃。

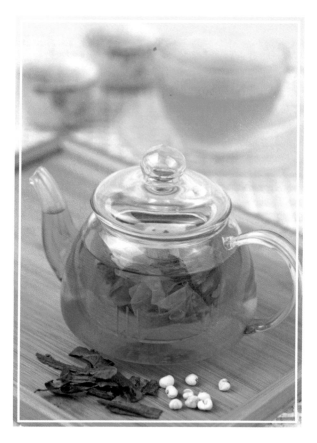

川贝枇杷饮

〔出处〕

《中国药典》。

〔功效〕

清热宣肺，止咳祛痰，用于风热咳嗽、痰多黄稠。

〔材料〕

枇杷叶、杏仁各6克，川贝母、桔梗、薄荷各3克。

〔调料〕

白糖适量。

〔做法〕

1 将川贝母、杏仁研成粉；枇杷叶、桔梗、薄荷切碎。

2 以上材料填入茶包，置于茶壶中，用沸水冲泡，盖闷15分钟，倒出饮用前调入白糖拌匀。每日1剂，代茶频饮。

专家箴言

此方是传统中成药"川贝枇杷露"的简化自制版。枇杷叶、杏仁镇咳，桔梗、川贝母化痰，薄荷宣散风热。几种药材合用，清热宣肺、化痰止咳的效果好，可用于风热犯肺、阴虚肺热、内郁化火、痰热内阻所致的咳嗽痰黄或吐痰不爽、咽喉肿痛、胸闷胀痛、慢性支气管炎等。对风热感冒咳嗽及发热头痛、恶风等症状也有缓解作用。

风寒咳嗽者不宜多饮。

贝母
莱菔茶

[出处]

民间验方。

[功效]

清热降气，止咳化痰，用于
肺热燥咳、咳喘痰多。

[材料]

川贝母50克，莱菔子50克。

[做法]

1 将川贝母和莱菔子分别研
  成末，混匀后装瓶保存。

2 每次取5克混合粉装茶袋，
  用沸水冲泡饮用。每日1
  剂，代茶频饮。

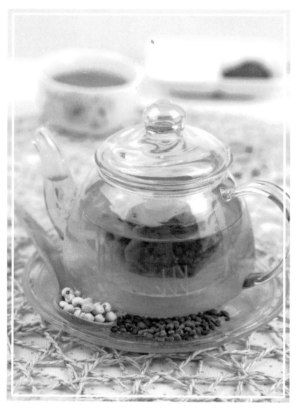

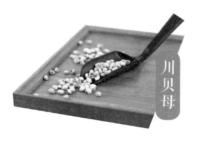

川贝母

专家箴言

　　川贝母可清热润肺，化痰止咳，常用于
肺热燥咳、阴虚劳嗽、咯痰带血、心胸郁结、
肺痿、肺痈等。莱菔子即萝卜子，可降气化痰、
定喘，常用于痰壅喘咳。《本草纲目》说它"下
气定喘，治痰，消食，除胀"。

　　此方适合肺燥、肺热所致的久咳痰喘、
咳嗽咯血者，最宜肺炎、急慢性支气管炎患
者饮用。

　　阳虚、气虚、寒痰、湿痰者不宜多饮。

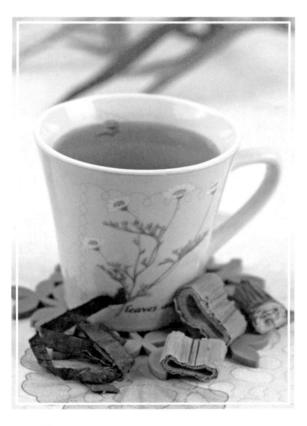

清肺药茶

〔出处〕

民间验方。

〔功效〕

清肺热，止烦渴，用于肺热、痰热咳嗽、气逆喘急、烦热口渴。

〔材料〕

芦根、竹叶、枇杷叶各20克。

〔调料〕

白糖适量。

〔做法〕

1 将芦根、竹叶、枇杷叶分别洗净，切碎，一起放入砂锅中，加1500毫升水，煎沸10分钟，去渣取汁。

2 调入白糖，搅匀即可。每日1剂，代茶频饮。

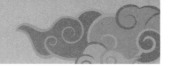

专家箴言

竹叶也叫淡竹叶，可清热除烦，《名医别录》说它"主胸中痰热，咳逆上气"。《食疗本草》说它"主咳逆，消渴，痰饮，喉痹，除烦热"。芦根清热生津，除烦止渴，常用于肺热咳嗽、肺痈吐脓、热病烦渴。枇杷叶清肺止咳，降逆化痰，适合肺热及痰热咳嗽、气逆喘急、烦热口渴者。合用则清肺化痰效果更佳。

脾胃虚寒、泄泻者及寒咳者不宜多饮。

藕梨汁

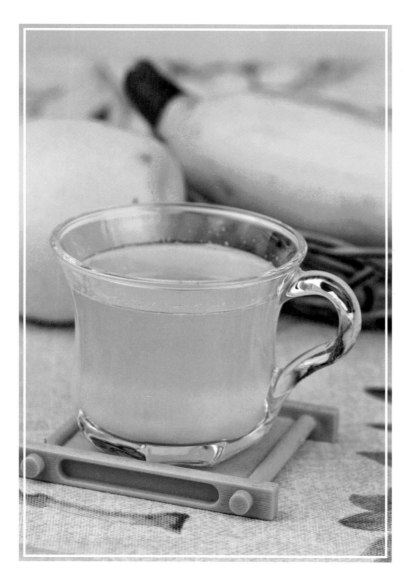

[出处]

《简便单方》。

[功效]

清热凉血，化痰止渴，生津润燥，用于上焦痰热、咳血、痰血、烦渴。

[材料]

鲜藕100克，雪梨1个。

[做法]

1 藕去皮，洗净，切块；梨去皮、核，取肉切块。

2 梨、藕一起放入打汁机，加水打汁，滤渣取汁后饮服。

专家箴言

藕可凉血散瘀，止渴除烦，常用于热病烦渴、咯血、衄血（鼻出血）、吐血等各类血热出血证。生藕打汁饮服，清热凉血效果最好。《药性论》中说"藕汁，能消瘀血不散"。《日用本草》说它"清热除烦，凡呕血、吐血、出血、败血，一切血症宜食之"。《滇南本草》说它"多服润肠肺，生津液"。

梨可生津润燥，清热化痰，常用于热咳、痰热惊狂、热病津伤烦渴等。《日华子本草》说它"消风，疗咳嗽，气喘热狂；又除贼风、胸中热结；作浆吐风痰"。《本草纲目》中说："梨有治风热、润肺、凉心、消痰、降火、解毒之功也。今人痰病火病，十居六七，梨之有益，盖不为少。"

此方在《简便单方》中有记载："治上焦痰热，藕汁、梨汁各半盏，和服。"

脾虚便溏及寒咳者不宜多饮。

延伸用法：藕柏汁

[功效]

清热凉血，治肺、胃出血所致的络血、痰血、吐血。

[材料]

鲜藕250克，侧柏叶60克。

[做法]

1 鲜藕去皮，洗净，切小块；侧柏叶洗净，捣烂。

2 二者一起放入打汁机中，加水打汁，倒出去渣，取汁饮服。

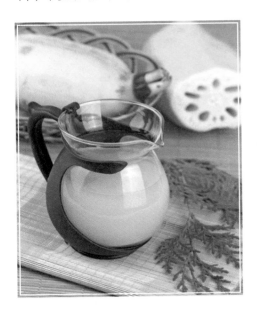

天花粉麦冬饮

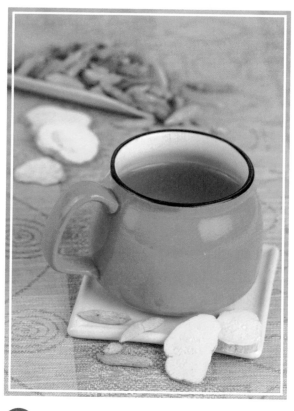

〔出处〕

民间验方。

〔功效〕

润燥排脓，用于肺燥咳血、肺炎、肺结核、肺痈脓肿。

〔材料〕

天花粉、麦冬各10克，白糖适量。

〔做法〕

将天花粉、麦冬放入锅中，加水煎煮，滤渣取汤，调入白糖饮用。

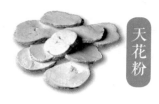

天花粉

专家箴言

天花粉为栝楼根，可清热生津，润肺化痰，消肿排脓，常用于肺热燥咳、咳血、热病烦渴等。多与麦冬、沙参、川贝母等配伍使用。《滇南本草》说它"治痈疮肿毒，并止咳嗽带血"。《本草正义》说它"凉心肺，解热渴，降膈上热痰"。《医学衷中参西录》中说"天花粉，为其能生津止渴，故能润肺，化肺中燥痰，宁肺止嗽，治肺病结核。"其有抗菌、抗病毒作用，可抗肺炎感染。

虚寒滑泄、寒痰稀白者不宜多饮。

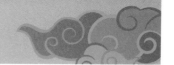

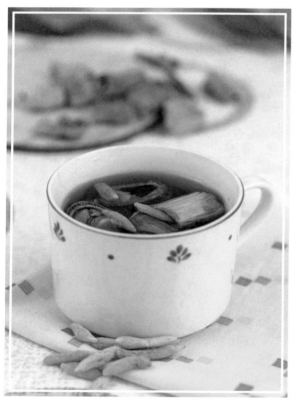

芦根 麦冬饮

[出处]

民间验方。

[功效]

生津清热，养阴润燥，清肺止咳，用于肺燥肺热咳嗽、咳血、肺痈吐脓、支气管炎。

[材料]

芦根15克（或鲜品30克），麦冬15克。

[做法]

将芦根、麦冬一起放入杯中，用沸水冲泡，盖闷15分钟即可饮用。每日1剂，代茶频饮。

专家箴言

芦根清热生津，祛痰排脓，对肺热咳嗽、肺痈吐脓、热病烦渴有疗效。麦冬可养肺阴，润肺燥，生津液，常用于肺燥及虚痨咳嗽、干咳咯血、津伤口渴。

此方适合肺燥及肺热咳嗽、咯血、咳血、肺痈吐脓、支气管炎、咽痛音哑者饮用。热病烦渴、食欲不振、胃热呕哕、大便秘结者也宜饮。

脾胃虚寒、风寒咳嗽及湿痰者不宜多饮。

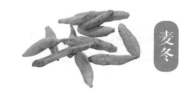
麦冬

百合冬花饮

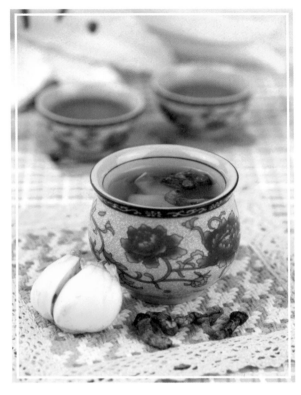

〔出处〕

《济生方》。

〔功效〕

养阴生津，润肺止咳，下气化痰，用于肺热咳嗽、喘咳痰多、痰中有血、气管炎。

〔材料〕

干百合6克，款冬花10克。

〔做法〕

将干百合和款冬花一起放入杯中，冲入沸水，盖闷15分钟即可饮用。每日1剂，代茶频饮。

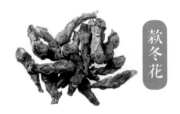

款冬花

专家箴言

款冬花专入肺经，可润肺下气，止咳化痰，并略有平喘作用，常用于新久咳嗽、喘咳痰多、劳嗽咳血。《药性论》说它"主疗肺气心促，急热乏劳，咳连连不绝，涕唾稠粘，治肺痿肺痈吐脓"。搭配百合，可增强养肺润燥的效果。

此方出自《济生方》的"百花膏"，稍作改良，适合肺热咳嗽、劳嗽咳血者，对急慢性气管炎、咽炎、支气管哮喘等均有效。风寒痰嗽、中寒便滑者忌服。

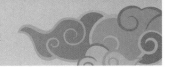

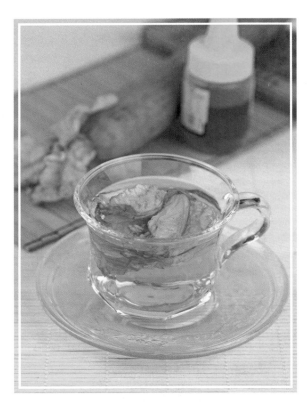

丝瓜花蜜

〔出处〕

《滇南本草》。

〔功效〕

清肺止咳，化痰排脓，用于肺热咳嗽、咳嗽痰黄、黏滞不爽、喘急气促。

〔材料〕

丝瓜花10~20克。

〔调料〕

蜂蜜10毫升。

〔做法〕

丝瓜花洗净，放入茶杯内，以沸水冲泡10分钟，加蜂蜜调饮，每日3次。

专家箴言

　　丝瓜花味甘、微苦，性寒，可清热解毒，化痰止咳，常用于肺热咳嗽、咽痛。《滇南本草》说它"清肺热，消痰下气，止咳，止咽喉疼，消烦渴，泻相火"。搭配补中润燥的蜂蜜，可增强清肺热、润肺燥、止燥咳的效果。

　　《滇南本草》中记载："治肺热咳嗽，喘急气促，丝瓜花、蜂蜜。煎服。"

　　体质虚寒及寒咳、寒痰者不宜多饮。

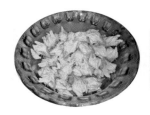

丝瓜花

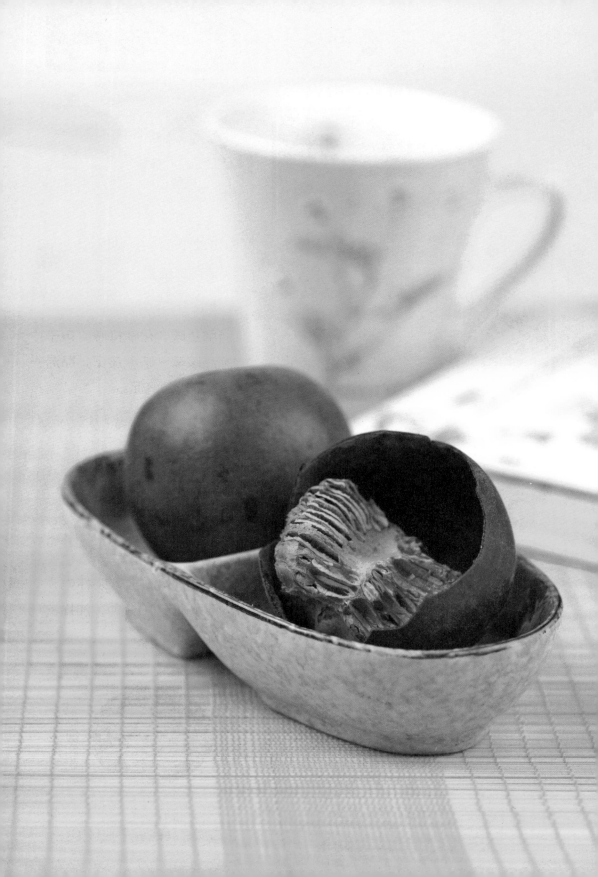

柒

清咽利喉，咽喉爽利不肿痛

适合咽喉肿痛、咽干咽痒、急慢性咽喉炎、扁桃体炎者。

蒲公英粥

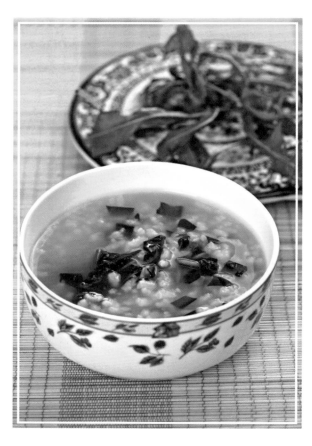

〔出处〕

《粥谱》。

〔功效〕

清热解毒，消肿散结，用于急性扁桃体炎、咽喉炎等。

〔材料〕

鲜蒲公英80克，粳米100克。

〔做法〕

1 将蒲公英择洗干净，切碎；粳米淘洗干净。

2 锅中倒入粳米，加适量水，煮至粥稠时放入蒲公英，再稍煮即可。

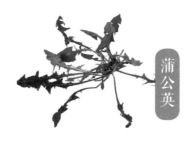

蒲公英

专家箴言

蒲公英可清热解毒，消肿散结，有较强的杀菌、抗感染作用，常用于咽喉肿痛及肺炎、肺痈、急性支气管炎、急性扁桃体炎、腮腺炎等多种感染性炎症。《本草衍义补遗》说它"化热毒，消恶肿结核"。《随息居饮食谱》说它"清肺，利嗽化痰，散结消痈，养阴凉血"。

阳虚外寒、脾胃虚弱者忌用。

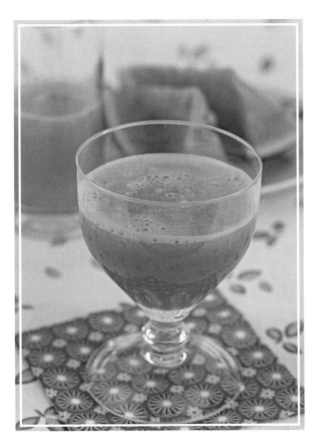

西瓜汁

〔出处〕

《丹溪心法》。

〔功效〕

泻热凉心，除烦止渴，清咽利喉，用于咽喉肿痛、口舌生疮。

〔材料〕

西瓜250克。

〔做法〕

西瓜切开，取果瓤，切小块，放入榨汁机中，加适量水，榨汁后倒出饮用。

专家箴言

西瓜也叫寒瓜，西瓜汁又称为"天生白虎汤"，其性甘寒，能泻火热，祛暑湿，止烦渴，利咽喉，清口舌，常用于咽喉肿痛、口疮、烦渴等。《食物本草》说它"疗喉痹"。《滇南本草》说它"治一切热症，痰涌气滞"。

脾胃虚寒、便溏腹泻者不宜多饮。

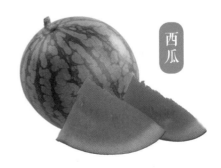

西瓜

荸荠汁

[出处]

《泉州本草》。

[功效]

清热化痰，消积利湿，用于咽喉肿痛。

[材料]

荸荠150克。

[做法]

荸荠去皮，洗净，切碎，放入打汁机中，加适量水，搅打成汁，倒出饮用。

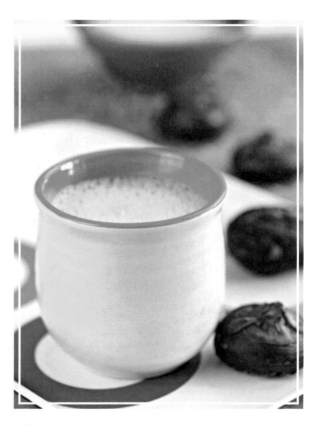

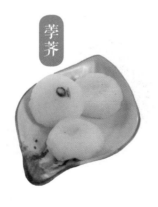

荸荠

专家箴言

荸荠甘寒清热，化痰消积，凡热病烦渴、咽喉肿痛、阴虚肺燥、痰热咳嗽、口腔炎等热病者均宜常食。《名医别录》说它"主消渴，痹热，热中，益气"。《本经逢原》说它"治酒客肺胃湿热，声音不清"。《本草再新》说它"清心降火，补肺凉肝，消食化痰，破积滞，利脓血"。《泉州本草》中记载："治咽喉肿痛，荸荠绞汁冷服，每次四两。"

虚寒及血虚者慎服。

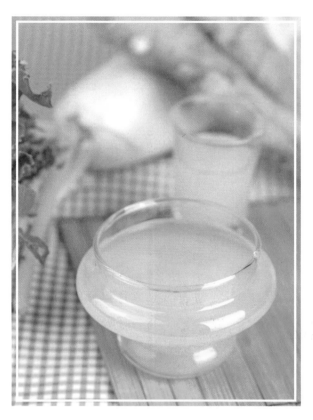

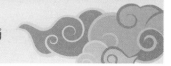

鲜姜萝卜汁

〔出处〕

《普济方》。

〔功效〕

解毒利咽，用于急性咽喉炎、失音、喉痛。

〔材料〕

白萝卜100克，生姜50克。

〔做法〕

将白萝卜、生姜分别洗净，切碎，混合绞汁或打汁即成。每日2~3次，频频含咽。

专家箴言

白萝卜能消积滞，化痰热，下气解毒，可用于痰嗽、咽肿、失音等。《随息居饮食谱》说它"治咳嗽失音，咽喉诸病"。《本草纲目》说它"饮汁治下痢及失音"。

《普济方》中记载："治失音不语，萝卜生捣汁，入姜汁同服。""治痰热喉闭，萝卜汁和皂角浆，吐之。"可见，萝卜汁对防治咽喉炎、声音嘶哑、失音等皆有良效。

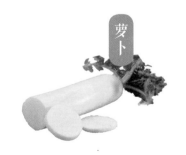

萝卜

青龙白虎汤

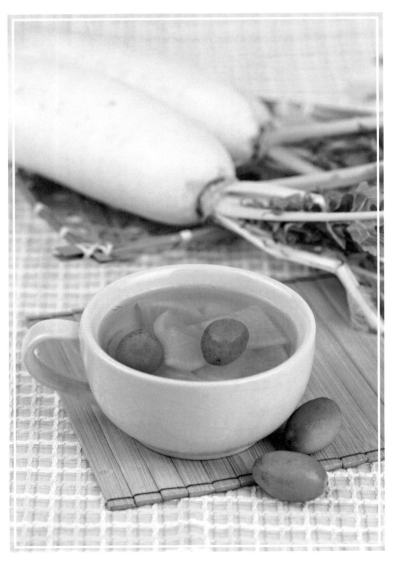

〔出处〕

《王氏医案》。

〔功效〕

清咽利喉，清肺化痰，用于风火喉痛，并可预防白喉、上呼吸道感染、流感等传染病。

〔材料〕

鲜白萝卜100克，鲜橄榄2～5个。

〔做法〕

将白萝卜洗净，去皮，切片，和橄榄一起加水煎煮，代茶饮用。泡饮亦可。

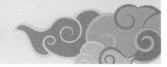

专家箴言

橄榄也叫青果，可清肺，利咽，生津，止咳，解毒，常用于咽喉肿痛、烦渴、咳嗽吐血等。

《滇南本草》说它"治一切喉火上炎，大头瘟症。能解湿热、春温，生津止渴，利痰，解鱼毒、酒、积滞"。《本草纲目》说它"治咽喉痛，咀嚼咽汁，能解一切鱼鳖毒"。《本草再新》说它"平肝开胃，润肺滋阴，消痰理气，止咳嗽，治吐血"。

橄榄搭配下气消痰的白萝卜，可用于预防呼吸道传染病及感染。《王氏医案》记载："青龙白虎汤。时行风火喉痛，喉间红肿，鲜橄榄、鲜莱菔（即萝卜），水煎服。"疫病流行时期及有咽喉肿痛症状者宜多饮。

橄榄

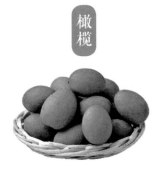

延伸用法：冰糖橄榄

〔功效〕

消痰止咳，生津润喉，用于咽喉肿痛、津干口渴、百日咳。

〔材料〕

橄榄50克，冰糖适量。

〔做法〕

橄榄与冰糖一同入锅，加水炖煮，取汤代茶频饮。

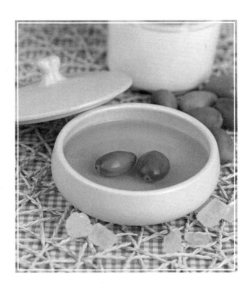

用鲜橄榄的效果更好，如北方鲜品较少，用干品或果脯代替亦可。

二陈汤

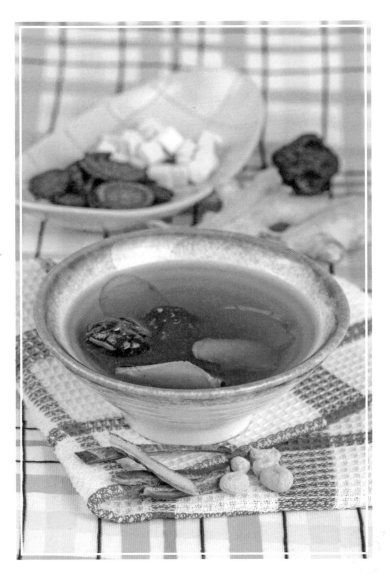

〔出处〕

《太平惠民和剂局方》。

〔功效〕

燥湿化痰，理气和中，用于痰湿壅塞所致咽喉梗塞不爽、吞吐不利、咳嗽痰多、心胸胀闷、呕恶或呕吐痰涎、头眩心悸等。

〔材料〕

制半夏、橘红各15克，白茯苓、炙甘草各10克，生姜片20克，乌梅2个。

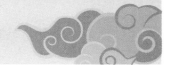

[做法]

1　将制半夏、橘红、白茯苓、炙甘草装入料包，封好口。

2　料包与生姜片、乌梅一起放入锅中，加适量水，煮30分钟，取汤饮服。

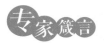

　　本方摘自《太平惠民和剂局方》中的"二陈汤"，是治疗湿痰的要方。湿痰之成，多因饮食生冷，脾胃不和，运化失健，以致湿聚成痰。方中半夏燥湿化痰，和胃止呕；橘红理气化痰，使气顺则痰降，气行则痰化；痰由湿生，故以茯苓健脾渗湿；甘草和中益脾。煎加生姜，既制半夏之毒，又协同半夏、橘红和胃祛痰止呕；少用乌梅，味酸收敛，配半夏，散中有收，使其不致辛散太过。凡是痰湿为患，均可用本方增损治之。

　　如咽喉中似有物梗塞、吞吐不利的情况（也称为梅核气），多是由于气郁生痰，壅阻于咽喉所致，用此方能祛痰利咽，常有良效。

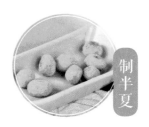

制半夏

　　半夏可燥湿化痰，降逆止呕，消痞散结，常用于痰多咳喘、痰饮眩悸、风痰眩晕、痰厥头痛、呕吐反胃、胸脘痞闷、梅核气等。生半夏有一定毒性，应选用经加工过的半夏制品，即制半夏，毒性较小。其中，清半夏燥湿祛痰，多用于痰饮；姜半夏和胃降逆止呕，多用于呕吐泻利；法半夏温化寒痰，多用于寒证痰饮喘咳。《名医别录》说它"消心腹胸膈痰热满结，咳嗽上气，心下急痛坚痞，时气呕逆"。

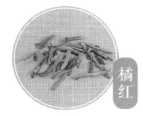

橘红

　　橘红可散寒，燥湿，利气，消痰，常用于风寒痰嗽、喉痒痰多、胸痛胀闷、呕恶等。《医学启源》说它"理胸中肺气。"《本草纲目》说它"下气消痰"。橘红与陈皮相似，但橘红为新鲜陈皮干制而成，偏于温燥化痰，而陈皮为陈年橘皮，偏于健脾胃，祛痰效果不如橘红。

梅子银花饮

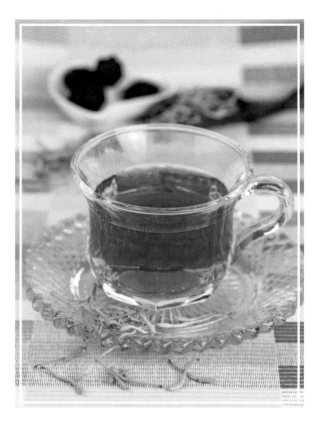

〔出处〕

民间验方。

〔功效〕

生津利咽，敛肺止咳，清热解毒，用于咽喉肿痛等喉痹，也可预防感冒、呼吸道感染及肠道传染病。

〔材料〕

梅子3粒，金银花5克。

〔调料〕

蜂蜜适量。

〔做法〕

将梅子和金银花放中茶壶中，以沸水冲泡，盖闷10分钟倒出茶汁，依个人口味调入适量蜂蜜，拌匀饮用。每日1次，代茶频饮。

专家箴言

梅子有生津利咽、敛肺涩肠、下气解毒的作用，常用于喉痹、咳嗽、泄痢等。梅子生者为青梅，腌渍者为盐梅，熏制加工后为乌梅，其味酸涩，均可选用。

金银花清热解毒，抗炎，抗感染，是消除各类红肿热痛的常用品，如有咽喉炎、气管炎、肺炎、痈肿疔疮、热毒血痢、风热感冒、温病发热者尤宜服之。

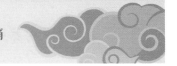

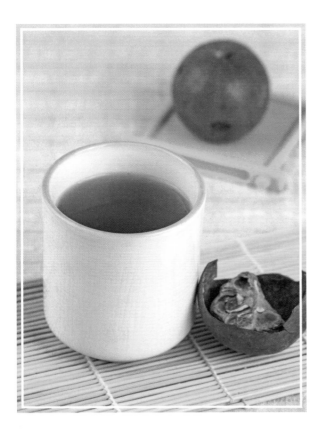

罗汉果饮

〔出处〕

《食医心鉴》。

〔功效〕

清热止咳，利咽润喉，润燥通肠，用于急慢性咽喉炎、气管炎、扁桃体炎、失音。

〔材料〕

罗汉果5克。

〔调料〕

冰糖适量。

〔做法〕

将罗汉果果壳破碎，掰开果肉，放入杯中，加冰糖，用沸水冲泡，盖闷15分钟后饮用。每日1次，代茶频饮。

专家箴言

罗汉果味甘，性凉，归肺、大肠经，是清肺利咽、化痰止咳的良药，常用于肺热痰火咳嗽、咽喉肿痛、喑哑失音等。有咽喉炎、扁桃体炎、气管炎及平日用嗓较多、津伤口渴者，均可将此方作为日常保健方，常饮有效。《岭南采药录》说它"理痰火咳嗽"。

罗汉果性凉，有清泻通肠作用，故脾胃虚寒、泄泻者不宜多饮。

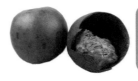

罗汉果

甘草薄荷饮

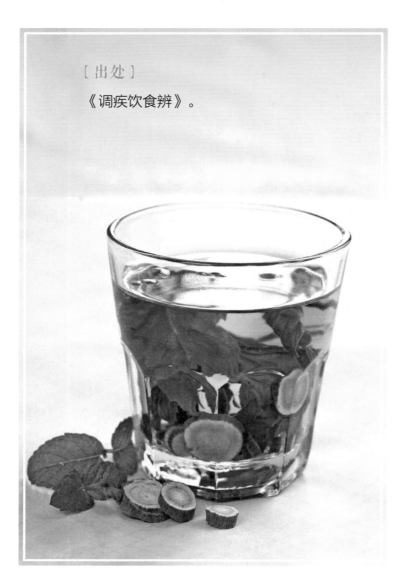

[出处]

《调疾饮食辨》。

[功效]

清肺止咳，解毒利咽，用于肺热咳嗽、风热咽喉肿痛干痒、声音嘶哑。

[材料]

薄荷6克，生甘草3克。

[调料]

冰糖适量。

[做法]

将生甘草、薄荷、冰糖一起放入杯中，冲入沸水，盖闷15分钟后饮用。每日1剂，代茶频饮。

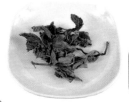

薄荷

专家箴言

薄荷可宣散风热，清利头目，并有显著的清利咽喉作用，主要用于风热咽痛，兼能疏散风热，常与甘草搭配使用。也可研末吹喉，治咽喉红肿热痛。《日华子本草》说它"治中风失音，吐痰，除贼风，疗心腹胀，下气，消宿食及头风等"。《本草纲目》中说"薄荷，辛能发散，凉能清利，专于消风散热。故头痛、头风、眼目、咽喉、口齿诸病，小儿惊热，及瘰疬、疮疥为要药。"《简便单方》中记载："清上化痰，利咽膈，治风热，薄荷末炼蜜丸，如芡子大，每噙一丸。白砂糖和之亦可。"

甘草可清热解毒，祛痰止咳，常用于咳嗽痰多、咽喉肿痛。《伤寒论》中记载："甘草汤（温液汤）治少阴咽痛。"

此方适合肺热火盛所致咳嗽、痰多、咽喉肿痛或干痒、声音嘶哑等，慢性气管炎、慢性咽炎患者均宜常饮。

湿盛胀满、水肿者不宜多饮。

延伸用法：薄荷糖

[出处]

《简便单方》。

[功效]

疏解风热，清咽利喉，用于风热感冒、头痛目赤、咽喉肿痛。

[材料]

薄荷粉30克，白糖500克。

[做法]

1 白糖放在锅中，加少许水，以小火煎熬至较稠厚时，加入薄荷细粉，调匀，再继续煎熬至用铲挑起即成丝状，而不粘手时，停火。

2 将糖倒在表面涂过食用油的大搪瓷盘中，待稍冷，将糖分割成条，再分割约100块即可。经常含化食用。

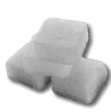

购买市售薄荷糖亦可。外感风寒者不宜多吃。

胖大海甘草饮

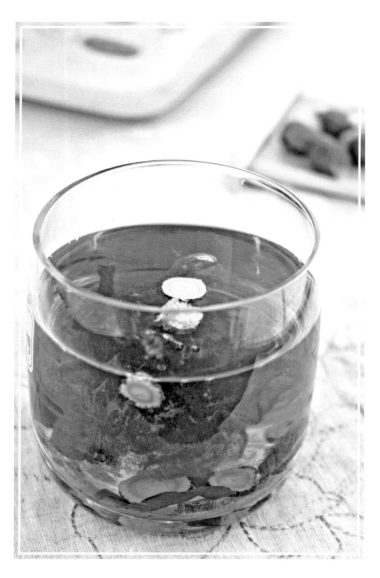

［出处］

《慎德堂方》。

［功效］

清热润肺，利咽解毒，用于咽喉燥痛、干咳失音、肺热咳嗽、急性扁桃体炎。

［材料］

胖大海2~3枚，生甘草5克。

［调料］

冰糖适量。

［做法］

将胖大海与甘草、冰糖一起放入杯中，冲入沸水，盖闷15分钟后饮用。每日1剂，代茶频饮。

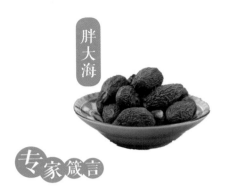

胖大海

专家箴言

　　胖大海味甘，性寒，归肺、大肠经。可清热润肺，利咽解毒，常用于肺热声哑、干咳无痰、咽喉干痛、头痛目赤等。平日用嗓子较多者常饮可保护咽喉，空气污染时饮用也有一定的清肺护肺作用。民国医家张寿颐说它"能开音治喑，爽嗽豁痰……轻用二、三枚，如肺闭已甚，咳不出声，或金窒音嘶者，可用至五、六枚"。

　　甘草可清热解毒，祛痰止咳，用于咽喉肿痛、气喘咳嗽时宜用生甘草，效果更好。

　　《慎德堂方》中记载："治干咳失音，咽喉燥痛，牙龈肿痛，因于外感者，胖大海五枚，甘草一钱。炖茶饮服，老幼者可加入冰糖少许。"

　　寒咳者不宜多饮。胖大海有缓泻作用，便溏腹泻者不宜多饮。

　　便溏腹泻及寒咳者不宜多饮。

延伸用法：胖大海茶

[功效]

清肺化痰，利咽开音，用于肺热所致咳嗽、声音嘶哑、咽喉疼痛、急性扁桃体炎。

[材料]

胖大海2~3枚。

[做法]

将胖大海放入杯中，冲入沸水，盖闷15分钟左右。徐徐服完，间隔4小时，再如法泡服1次。

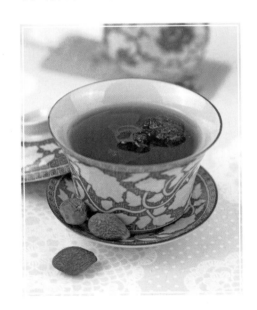

双花
大海饮

〔出处〕

民间验方。

〔功效〕

疏散风热，解毒清音，爽嗽豁痰，用于急性咽炎、扁桃体炎、咽痛音哑、风热咳嗽。

〔材料〕

胖大海2枚，金银花5克，菊花3克。

〔做法〕

将胖大海与金银花、菊花一起放入茶壶中，冲入沸水，盖闷15分钟后即可饮用。每日1剂，代茶频饮。

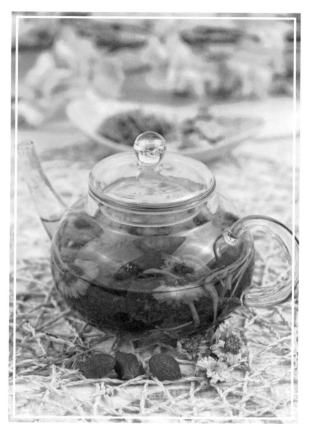

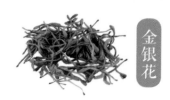

金银花

专家箴言

　　胖大海清热润肺，利咽解毒。金银花清热解毒，凉散风热，常用于疮痈肿毒、咽喉肿痛。菊花清热解毒之功甚佳，主要用于热毒疮疡、红肿热痛之症，善治风热所致上火炎肿。

　　此方适合外感风热或肺热所致的咳嗽痰多或干咳无痰、咽喉燥痛、音哑者日常饮用，对防治咽炎、扁桃体炎均有益处。

　　风寒咳嗽者忌用。

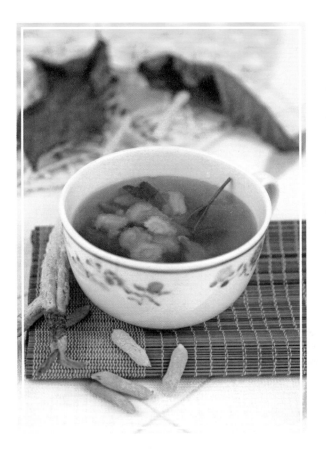

沙参 麦冬饮

[出处]

民间验方。

[功效]

养阴润肺，用于阴虚上火所致肺热燥咳、咽喉肿痛、咽干口渴。

[材料]

北沙参8克，麦冬、桑叶各5克。

[做法]

将北沙参、麦冬、桑叶一起放入杯中，用刚烧开的沸水冲泡，盖闷15分钟即可。每日1剂，代茶频饮。

专家箴言

　　北沙参养阴清肺，祛痰止咳，善治一切阴虚火炎，如肺热燥咳、虚痨久咳、阴伤咽干口渴等。麦冬养阴生津，润肺清心，常用于肺燥干咳、咽喉炎、津伤口渴。桑叶善于散风热而泻肺热，可用于风热及肺燥咳嗽、目赤咽肿等症。此方适合阴虚上火、肺热津伤所致干咳咽燥、咽喉肿痛者常饮。

　　风寒或湿痰咳嗽者不宜多饮。

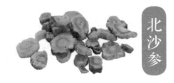

北沙参

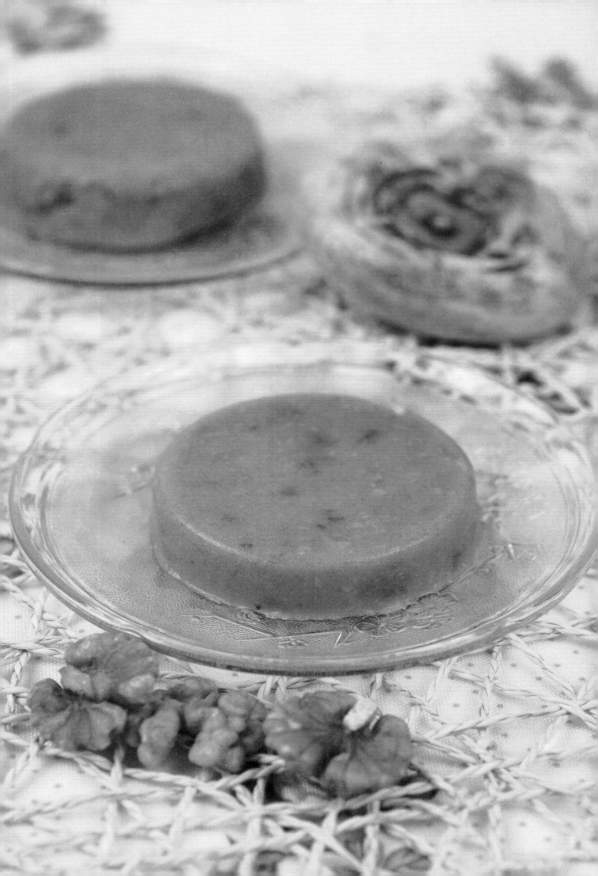

捌

补益肺气，虚劳肺病早调养

适合肺气虚弱所致虚劳咳嗽、老慢支、慢阻肺、肺结核、肺纤维化、肺癌者。

珠玉二宝粥

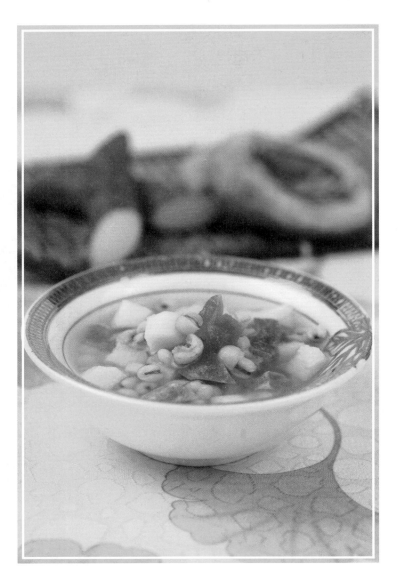

[出处]

《医学衷中参西录》。

[功效]

益肺补脾，止咳化痰，用于脾肺虚弱、虚劳咳嗽、阴虚燥咳、肺水肿，老幼肺病者皆宜。

[材料]

鲜山药100克，薏苡仁100克，柿霜饼80克。

[调料]

冰糖适量。

[做法]

1 将鲜山药洗净，去皮，切成小丁；柿霜饼切成小丁。

2 先将薏苡仁下锅，加适量水，煮至裂开花，再放入山药丁和柿霜饼丁，继续煮10分钟。

3 最后加入适量冰糖，煮至山药、柿饼软烂、冰糖溶化即成。

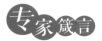

山药健脾益气，养肺补肾，且气阴双补，适合气虚体弱、虚劳咳喘、气短乏力者。薏苡仁清热排脓，常用于肺痿、肺痈咯血、肺水肿。《药性论》说它"主肺痿肺气，吐脓血，咳嗽涕唾上气"。柿霜饼可清热、润燥、化痰，常用于肺热燥咳、咽干喉痛、口舌生疮、吐血、咯血等。《本草纲目》说它"清上焦心肺热，生津止渴，化痰宁嗽，治咽喉口舌疮痛"。《随息居饮食谱》说它"清肺。治吐血、咯血，劳嗽，上消"。

《医学衷中参西录》中记载："珠玉二宝粥。治脾肺阴分亏损，饮食懒进，虚热劳嗽，并治一切阴虚之证。""山药、薏米皆清补脾肺之药。然单用山药，久则失于粘腻；单用薏米，久则失于淡渗，惟等分并用，乃可久服无弊。又用柿霜之凉可润肺、甘能归脾者，以为之佐使。病患服之不但疗病，并可充饥，不但充饥，更可适口。用之对证，病自渐愈，即不对证，亦无他患。"

风寒咳嗽者不宜多吃。

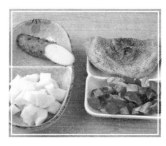
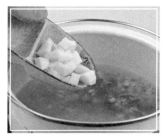
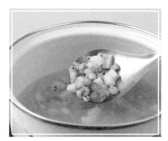
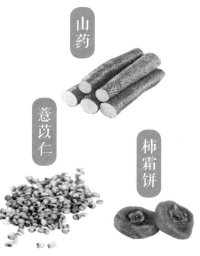

山药

薏苡仁

柿霜饼

甜浆粥

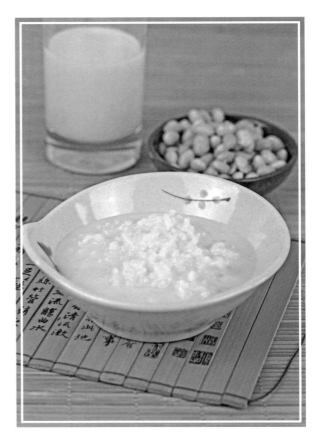

〔出处〕

《本草纲目拾遗》。

〔功效〕

补虚润肺，清肺化痰，用于虚劳咳嗽、体虚肺弱。

〔材料〕

豆浆250毫升，粳米100克。

〔调料〕

白糖适量。

〔做法〕

1 将淘洗好的粳米放入锅中，加适量水煮粥。

2 待粥快熟时，倒入豆浆，调入白糖，再稍煮至粥熟即可。

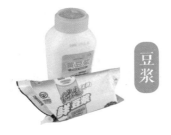

豆浆

专家 箴言

豆浆可补虚润燥，清肺化痰，常用于虚劳咳嗽、痰火哮喘。《随息居饮食谱》说它"清肺补胃，润燥化痰"。《本草纲目拾遗》中记载："甜浆粥。补虚羸，腐浆煮粥食。"

此方除了可用于虚劳咳嗽，也适合有高血压、高脂血症、动脉硬化、冠心病等老年慢性病患者及一切体弱者食用。老年体虚者常食，能预防免疫力下降而致肺病发作及加重。

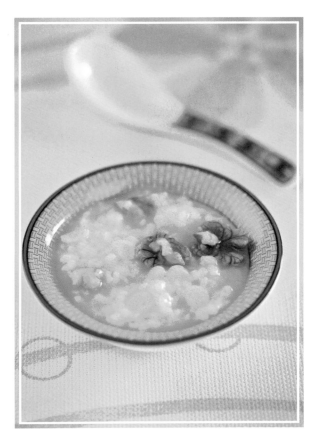

核桃杏仁粥

〔出处〕

民间验方。

〔功效〕

润肺止咳，用于虚寒咳喘、肺燥干咳、老人体虚肺弱。

〔材料〕

核桃仁、杏仁各15克，粳米100克。

〔调料〕

冰糖适量。

〔做法〕

1 将各材料分别洗净。

2 煮锅中加适量水烧开，放入各材料，中火煮30分钟，至粥稠时放冰糖，再略煮即可。

专家箴言

核桃仁温肺补肾，润燥止咳，且有定喘作用，适合肺肾虚弱、虚寒喘嗽者。杏仁祛痰，止咳，平喘，对外感咳嗽、喘满、喉痹等均有良效，是养肺佳品。

此方适合虚寒久咳喘息、肺燥干咳、形体瘦弱者，老年慢性肺病患者尤宜食用。

核桃仁、杏仁均多脂滑肠，故便溏、腹泻者不宜多吃。

木耳大枣粥

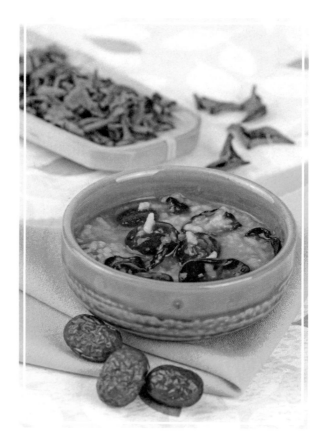

[出处]

《刘涓子鬼遗方》。

[功效]

滋阴润肺，补脾和胃，用于虚劳咳嗽、咯血、气喘、肺癌。

[材料]

水发黑木耳50克，大枣20克，粳米100克。

[调料]

冰糖适量。

[做法]

1 将黑木耳去蒂，洗净，撕碎备用。

2 将淘洗好的粳米和洗净的大枣放入锅中，加入黑木耳和适量水，一起煮成粥，调入冰糖即成。

专家箴言

黑木耳可补气润肺，活血止血，常用于气虚血亏、肺虚咳嗽及咯血等出血症，并能增强排毒功能，提高人体免疫力，对防癌抗癌有一定作用。

大枣补中益气，养血润燥，《日华子本草》说它"润心肺，止嗽。补五脏，治虚劳损，除肠胃癖气"。适合虚劳咳嗽、气短津干者调养，也有很好的抗衰老、抗癌作用。

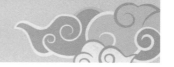

水晶核桃

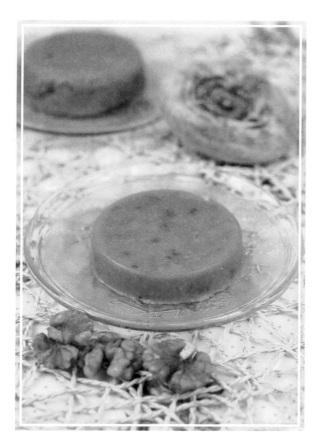

〔出处〕

《医学衷中参西录》。

〔功效〕

补肾、止咳、祛痰，用于老年肺肾俱虚所致虚劳咳嗽、慢性支气管炎等。

〔材料〕

核桃仁50克，柿霜饼200克。

〔做法〕

1 柿霜饼切丁，放入打汁机中，加适量水，搅打成柿饼泥。

2 核桃仁捣碎，与柿霜饼泥搅拌均匀，一起装入蒸碗，上蒸锅，大火蒸1小时，晾凉后放冰箱保存。

3 每日不拘时适量食用。

专家箴言

　　核桃仁既能温肺定喘，又能补肾益气，还是健脑、壮骨、固精、润肠的天然良药，特别适合老年人补虚损，抗衰老，尤宜老年肾虚咳喘、肺虚久咳、慢性支气管炎患者。

　　柿霜柿饼可清热生津，润肺利咽，化痰止咳，对劳嗽、咯血、咽喉痛、咽干咳嗽等均有疗效。

　　脾胃虚寒、痰湿内盛及风寒咳嗽者不宜多吃。

杏仁蒸银耳

〔出处〕

民间验方。

〔功效〕

养肺止咳，用于干咳痰血、肺虚劳咳、津干口渴，尤宜老年慢性支气管炎患者。

〔材料〕

水发银耳、荸荠各50克，杏仁、龙眼肉各10克。

〔调料〕

冰糖20克。

〔做法〕

1 将杏仁捣碎；水发银耳撕成小朵；荸荠去皮，洗净，切丁；龙眼肉泡软。

2 以上材料放入蒸碗中，加入冰糖，蒸碗上蒸锅，大火蒸2小时至食材软烂、汤浓即成。

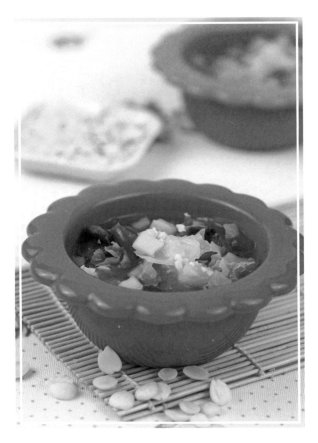

专家箴言

银耳是滋阴、润燥、补肺的佳品，对肺虚劳咳、阴虚肺燥有很好的调养作用。杏仁止咳，祛痰，平喘；龙眼肉益气养血，润肺止咳；荸荠清热止渴，利湿化痰，生津除烦。冰糖止咳嗽，化痰涎。以上食材合用，可益肺气，止咳喘，养肺阴，润肺燥，是气阴两虚的肺病患者之理想补益方。

体内湿气重、便溏、泄泻者不宜多吃。

栗子炖肉

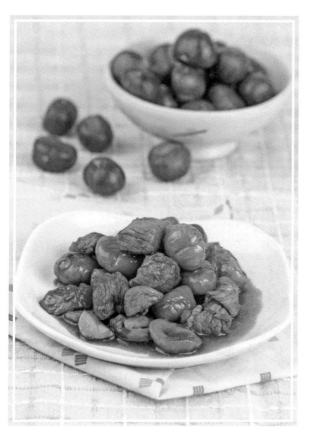

[出处]

民间验方。

[功效]

益气润燥，用于老年咳喘、气短乏力、气管炎。

[材料]

栗子肉60克，猪瘦肉200克，葱段、姜片各15克。

[调料]

酱油、盐各适量。

[做法]

1 猪瘦肉洗净，切块，焯水。

2 锅中倒入油烧热，下葱段、姜片炒香，放入肉块煸炒2分钟，倒入酱油上色，加水煮沸，放入栗子肉，小火炖煮1小时，加盐调味，大火收汁即可。

专家箴言

栗子也叫板栗，可健脾胃，补肾气，适用于脾肾虚弱所致的老年咳喘。《名医别录》说它"主益气，厚肠胃，补肾气，令人忍饥"。

猪肉可滋阴润燥，补虚养血，适合燥咳不止兼体虚乏力、瘦弱干枯者食用。宜用猪瘦肉，肥肉多食易生痰。江西《草药手册》中记载："治气管炎，板栗肉半斤。煮瘦肉服。"

湿热、气滞者不宜多吃。

灵芝鸡汤炖猪肺

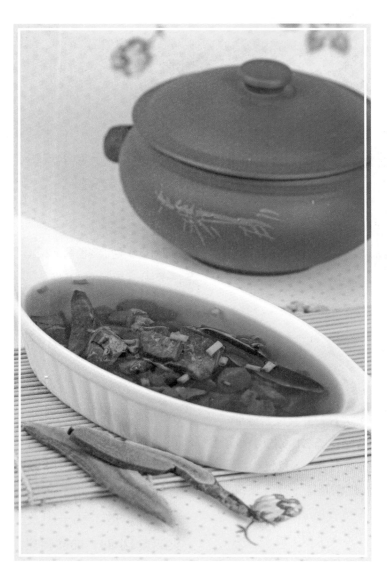

〔出处〕

民间验方。

〔功效〕

补肺益气，止咳祛痰，用于慢性气管炎、支气管炎、支气管哮喘、肺结核、硅肺、肺癌等，虚劳咳嗽者尤宜。

〔材料〕

灵芝12克，猪肺200克，鸡汤适量。

〔调料〕

料酒、盐各适量，香葱末少许。

猪肺

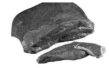

〔做法〕

1 将猪肺切块，焯水，洗净。

2 锅中放入猪肺和鸡汤，煮沸，放入灵芝和料酒，炖煮1小时，加盐调味，撒上香葱末即可。

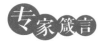

猪肺味甘，性微寒，有止咳、补虚、补肺的功效，常用于虚劳咳嗽。《仙拈集》中记载："健猪肺，治久嗽劳病。"《随息居饮食谱》说它"补肺，止虚嗽。治肺痿、咳血、上消诸症"。

灵芝也叫石耳，有补气安神、止咳平喘的功效，常用于虚劳咳喘、久咳气喘。现代研究证实，灵芝提取液有祛痰、止咳、平喘作用，对养护呼吸系统、增强免疫力、抗炎、抗肿瘤均十分有益。

此方适合各类虚弱型肺病患者调养，可缓解咳嗽痰多、气短喘息、咳血等症状，老年肺病患者尤宜。

有实证者慎用灵芝。

1份可分2~3次食用。

延伸用法：煨猪肺

〔出处〕

《随园食单》。

〔功效〕

益气补虚，治肺虚咳嗽、肺痿咳血。

〔材料〕

猪肺500克，鸡汤适量，香菜段少许。

〔调料〕

酱油、醋、盐各适量。

〔做法〕

将猪肺洗净，切块，放入锅中，倒入鸡汤，小火煨烂，加调料调味，撒入香菜段即可。

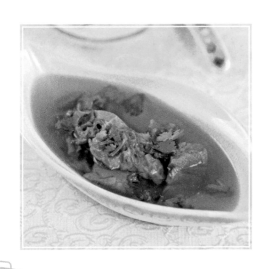

萝卜杏仁猪肺汤

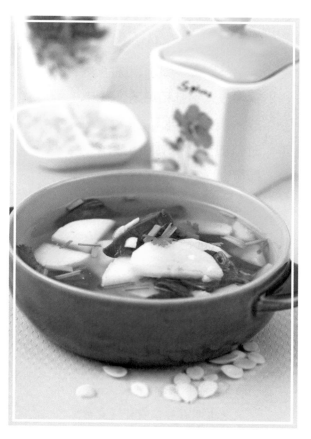

[出处]

民间验方。

[功效]

补肺虚，润肺燥，清肺热，
止咳嗽，用于肺虚久咳、痰
热咳嗽、老慢支、肺结核等。

[材料]

猪肺150克，杏仁15克，白
萝卜200克。

[调料]

盐适量，香菜段少许。

[做法]

1 将猪肺清洗干净，切片，
  焯水捞出；杏仁捣碎。

2 白萝卜洗净，切片后和猪
  肺、杏仁一起放入锅中，
  加适量水煮熟，入盐调味，
  撒上香菜段即可。

专家箴言

猪肺以形养形，可补肺虚，适合虚劳咳嗽
者。杏仁润肺止咳，祛痰平喘，适用于各类肺
病咳嗽。白萝卜下气，消痰，化痰热尤佳，常
用于肺痿、痰咳、吐血。

此方适合肺虚而有燥热、久咳不愈者，尤
其是肺热明显的慢性支气管炎、肺结核患者，
宜经常食用。

寒性咳喘者不宜多吃。

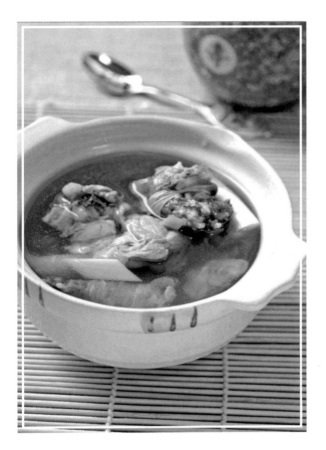

汤煨甲鱼

[出处]

《随园食单》。

[功效]

滋阴补血，用于虚劳骨蒸、肺痨咳血及肺结核、肺癌等。

[材料]

净甲鱼250克，葱段、姜片各20克，鸡汤适量。

[调料]

料酒、盐各适量。

[做法]

1 将甲鱼剁成块，焯水。

2 砂锅中放入甲鱼块和鸡汤，煮沸，放入葱段、姜片、料酒，小火煮1小时，加盐调味即可。

专家箴言

　　甲鱼也叫鳖、元鱼、团鱼、王八，是大补阴血、疗补虚劳的常用滋补品，适合劳倦乏力、阴血亏虚、久病体弱者补益。虚劳咳嗽、肺结核患者多为阴虚久咳，尤宜食用甲鱼。《随息居饮食谱》说它"滋肝肾之阴，清虚劳之热"。其鳖甲有软坚散结、退热除蒸的作用，适合阴虚发热、劳热骨蒸、肺结核、肺癌患者调养。

　　阳衰虚寒者不宜多吃。

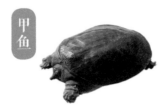
甲鱼

虫草鸭汤

〔出处〕

《本草纲目拾遗》。

〔功效〕

补虚益气，止咳化痰，用于老人虚咳日久、老慢支。

〔材料〕

老鸭500克，冬虫夏草5克。

〔调料〕

料酒、葱段、姜片各15克，盐适量。

〔做法〕

1 将老鸭洗净，切块，焯水后放入砂锅，加足水煮沸，撇净浮沫。

2 放葱段、姜片、料酒，改小火煮1小时，撇去浮油，放入冬虫夏草，继续煮1小时，加入盐，再煮10分钟即可。

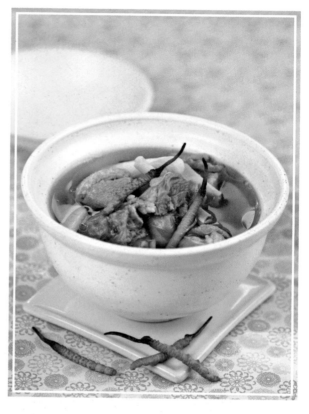

专家箴言

鸭肉是凉补气血的滋补佳品，适合阴虚内热、痨热骨蒸、热咳、水肿者调补。《本草汇言》说它"滋阴除蒸，化虚痰，止咳嗽"。

冬虫夏草可补肺益肾，止血化痰，常用于久咳虚喘、劳嗽咯血、肺结核等虚弱型肺病。

此方适合老年慢性支气管炎、肺虚及虚劳久咳，兼有疲乏无力、动则气短、咳嗽痰少、潮热盗汗等症状者。

急性支气管炎、外感表邪者不宜食用。

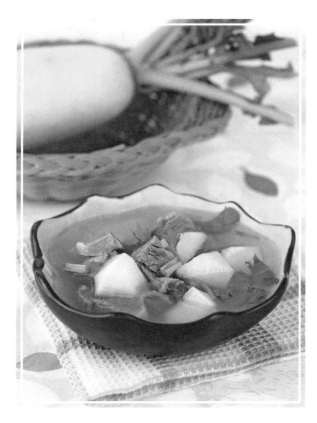

萝卜羊肉汤

[出处]

《普济方》。

[功效]

益中气，补虚损，消滞气，化痰涎，用于虚劳咳嗽、肺痿咳血、咳吐涎沫、瘦弱乏力。

[材料]

白萝卜100克，羊瘦肉150克，香菜段适量。

[调料]

料酒、盐、胡椒粉各适量。

[做法]

1 将白萝卜洗净，去皮，切块。

2 羊瘦肉切块，焯水，放入锅中，加水烧开后撇净浮沫，倒入料酒，煮1小时，放入萝卜块、盐，继续煮10分钟，盛入碗中，加入胡椒粉和香菜段即成。

专家箴言

羊肉健脾补肾，益气养血，适合气血不足、虚劳羸瘦者。白萝卜消痰止咳，下气宽胸，常用于咳嗽痰多、肺痿吐血。《日华子本草》中记载："温中，补不足，治劳瘦咳嗽，（萝卜）和羊肉、鲫鱼煮食之。"此方适合虚劳咳嗽、咳痰、咳血兼体形干瘦、气短乏力等虚弱型肺病患者调养。

羊肉宜用精瘦肉，肥肉多吃易生痰。外感时邪或内有宿热者不宜多吃羊肉。

百合猪肉汤

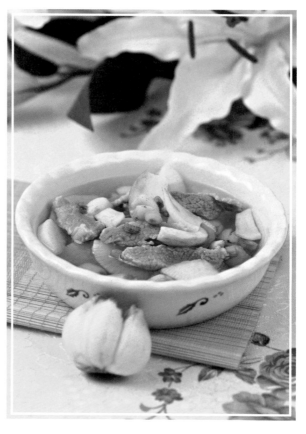

〔出处〕

民间验方。

〔功效〕

养阴清热，补虚止咳，用于阴虚肺热、羸弱消瘦及慢性支气管炎、肺结核。

〔材料〕

鲜百合30克，莲子20克，白萝卜50克，猪瘦肉150克，青蒜末少许。

〔调料〕

料酒、淀粉各10克，盐、鸡精、香油各适量。

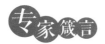

专家箴言

　　百合养阴，莲子益气，萝卜化痰，猪肉补虚。合用适合肺虚劳咳者调养。

　　风寒及湿痰咳嗽者不宜多吃。

〔做法〕

1 猪瘦肉洗净，切片，用料酒和淀粉抓匀上浆。

2 白萝卜洗净，去皮，切片；百合洗净，切小片。

3 将莲子放入锅中，加适量水煮至软烂，放入百合，继续煮5分钟。

4 放入肉片滑散，再煮沸时加盐、鸡精调味，淋香油，撒上青蒜末即可。

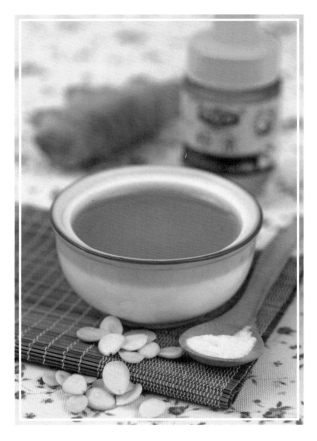

唾血方

[出处]

《备急千金要方》。

[功效]

温肺降逆，益气补肺，用于一切肺病、咳嗽脓血。

[材料]

杏仁100克，生姜汁100毫升，猪板油150克。

[调料]

白糖、蜂蜜各适量。

[做法]

1 猪板油切丁；杏仁研粉。

2 将猪板油放入锅中，上火煸炒至猪油析出，捞出油渣。

3 倒入杏仁粉，小火煎至微黄时加入生姜汁、白糖和蜂蜜，搅拌均匀。

4 倒入容器，冷却成膏状后加盖封口，放入冰箱冷藏室保存。

5 每日服3次，每次1小匙，以水送服。

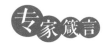

专家箴言

杏仁止咳祛痰平喘；姜汁温中化痰止咳；猪板油润肺燥；白糖治嗽消痰；蜂蜜补中润燥。

此方适合各类肺病患者，尤其对肺燥干咳、肺痿、肺气虚、咳嗽喘促、吐脓血者更为有益，老年虚弱型肺病患者宜常服。

泄泻者不宜多吃。

三七藕蛋羹

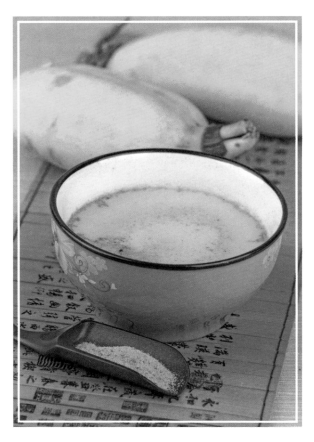

[出处]

《同寿录》。

[功效]

止血化瘀，镇咳祛痰，用于支气管扩张症、肺结核及肺脓肿等所致的咯血。

[材料]

三七粉3克，藕粉10克，鸡蛋1个。

[调料]

盐、绍酒各适量。

[做法]

1 将鸡蛋打入蒸碗，搅打均匀，放入三七粉、藕粉、盐、烧酒和少许水，再打均匀。

2 蒸锅上火烧上汽，放入蒸碗，大火蒸10分钟即成。

专家箴言

三七也叫田七，是常用止血药，可散瘀止血，消肿定痛，用于咯血、吐血等各类出血证。三七粉对肺病咯血有明确疗效，且有镇咳、祛痰及镇痛作用。藕可凉血散瘀，常用于咯血、吐血等出血证。鸡蛋滋阴润燥，养血补虚。此方既可止血，又能活血化瘀，具有止血不留瘀的特点，对出血兼有瘀滞者尤为适宜。

孕妇不宜多吃。

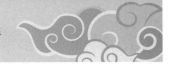

久咳神膏

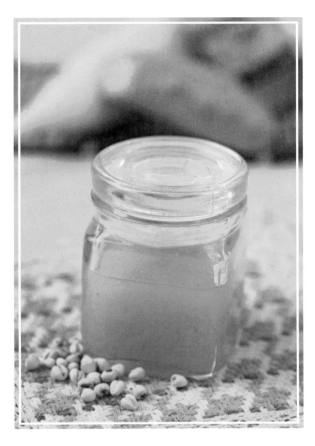

 专家箴言

　　川贝母清热润肺，化痰止咳，常用于肺热燥咳、干咳少痰、阴虚劳嗽、咯痰带血；白萝卜下气化痰；生姜温中止咳；冰糖、蜂蜜既可调味，又是润燥止咳的良药。

　　此方适合久咳不愈者常备常服，尤宜慢阻肺、慢性支气管炎、肺燥咳嗽、肺虚咳嗽、气逆咳嗽、咳痰不畅、咽干口燥、气喘者。

　　脾胃虚寒者不宜多服。

〔出处〕

《经验良方》。

〔功效〕

降气，化痰，补虚，用于咳嗽经久不愈。

〔材料〕

白萝卜500克，生姜15克，川贝母粉30克。

〔调料〕

冰糖、蜂蜜各100克。

〔做法〕

1　将白萝卜洗净、切块；生姜切片，一起放入锅中，加适量水煎汤，过滤取汁。

2　将冰糖、川贝母粉加入汤汁，煮至浓缩，加入蜂蜜调成膏，盛瓶保存。

3　每次服用15~30毫升，每日2次。

润肺
止咳茶

〔出处〕

《疬医大全》。

〔功效〕

润肺生津，止渴化痰，用于肺阴虚咳嗽、喉痒咽干、干咳口渴、肺结核等。

〔材料〕

麦冬、玄参各5克，桔梗、生甘草各3克。

〔做法〕

1 将所有材料一起研为细粉，装入茶包中，封好口。

2 将茶包放入茶壶中，用沸水冲泡，盖闷15分钟后饮用。可多次冲泡，每日1剂，代茶频饮。

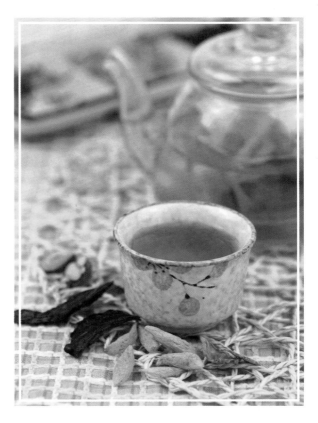

专家箴言

玄参又叫元参、黑参，可凉血滋阴，泻火解毒，常用于热病伤阴、津伤烦渴、劳嗽痰血、目赤咽痛等。麦冬清养润肺，桔梗化痰止咳，甘草益气培中。

此方适合肺阴虚咳嗽、干咳无痰或痰少而黏、不易咳出者。有肺结核干咳、夜间发热、盗汗、口渴咽干者也宜饮用。

风寒咳嗽、痰多色白者慎用。

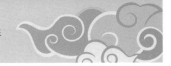

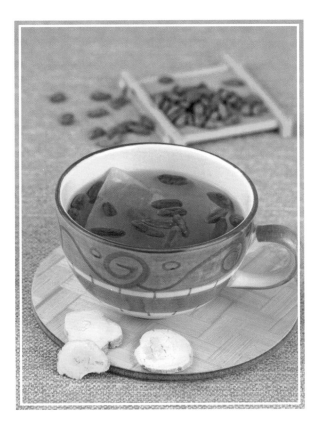

天花粉枸杞饮

[出处]

民间验方。

[功效]

抗炎消肿，润肺化痰，清热排脓，用于肺热燥咳、咳血、肺炎、肺结核等。

[材料]

天花粉、枸杞子各10克，冰糖适量。

[做法]

将天花粉装入茶包，与枸杞子、冰糖一起放入杯中，冲入沸水，闷泡15分钟即可饮用。可多次冲泡，代茶频饮。

专家箴言

　　天花粉为栝楼的干燥根，可清热生津，润肺化痰，消肿排脓，常用于肺热燥咳、咳血、热病烦渴等。现代研究证实，天花粉有提高免疫力、抗菌、抗病毒、抗肺炎感染、抗肿瘤等作用。《医学衷中参西录》说它"化肺中燥痰，宁肺止嗽，治肺病结核"。《本草经集注》中说："枸杞为之使。"故天花粉与枸杞搭配效果更佳。

　　寒痰色白清稀、虚寒腹泻者及孕妇不宜饮用。

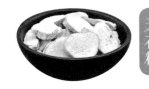

天花粉

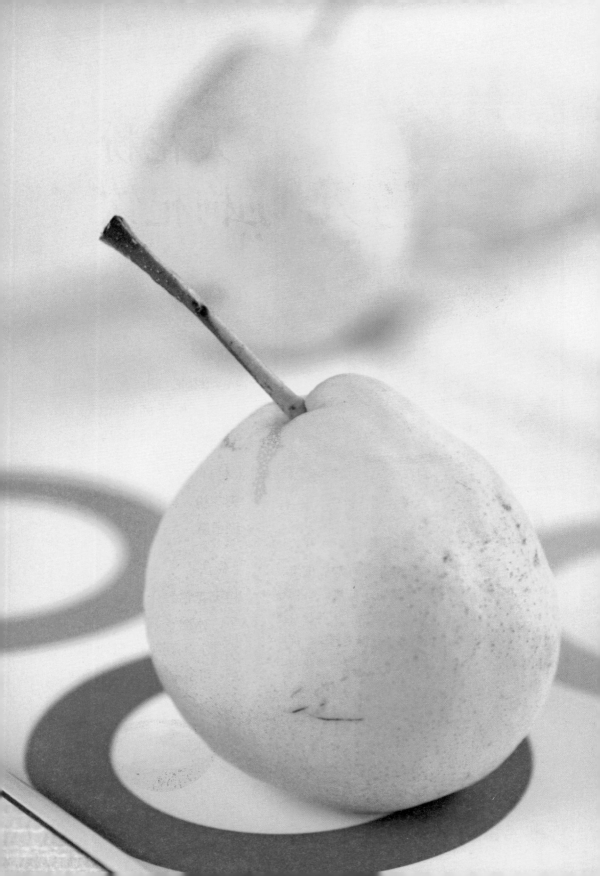

玖

增强体质，
小儿咳喘不用愁

适合儿童感冒、咳嗽、哮喘、肺炎等呼吸系统疾病者。

阿胶
补肺粥

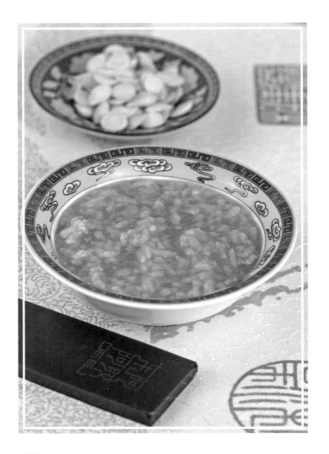

〔出处〕

《小儿药证直诀》。

〔功效〕

补肺益气，养血润燥，止咳平喘，用于小儿肺虚、气粗喘促。

〔材料〕

阿胶粉3克，杏仁粉5克，甘草粉2克，糯米50克，白糖适量。

〔做法〕

将糯米炒黄，放入煮锅，加水烧开，放入阿胶粉、杏仁粉、甘草粉，小火煮至粥稠，加白糖拌匀即可。

专家箴言

此方原名"阿胶散"，又名"补肺散"，这里简化了材料，更为日常安全，功效也不错。

阿胶也叫驴皮胶，可补血滋阴，润燥止血，常用于肺燥咳嗽、劳嗽咯血、血虚萎黄。杏仁祛痰，止咳，平喘，对老少各类肺病咳喘均有益。甘草清热解毒，祛痰止咳，常用于咳嗽痰多。一同煮粥，便于日常调养和保健。

阿胶、糯米较黏腻，脾胃虚弱者不宜多吃。

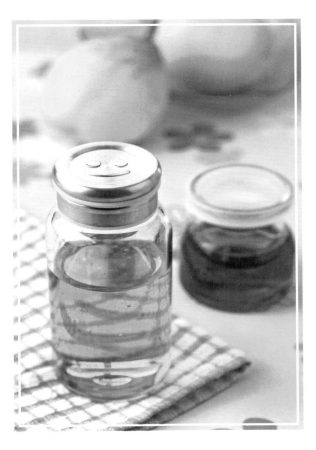

秋梨蜜膏

［出处］

《本草求原》。

［功效］

清心润肺，止咳平喘，生津利咽，养阴清热，用于防治小儿秋燥咳嗽、咽干。

［材料］

梨1个（或秋梨膏15克）。

［调料］

蜂蜜、姜汁各适量。

［做法］

1 将梨去皮、核，取果肉切小块，捣成梨汁或榨汁，加蜂蜜、姜汁温热服用。

2 或直接取秋梨膏15克，温水调服亦可。

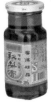

专家箴言

　　梨生津润肺，止咳化痰；蜂蜜润肺燥，止干咳；姜汁温肺化痰。《本草求原》记载："咳嗽痰多，梨，捣汁用，熬膏亦良，加姜汁、白蜜。"此方适合肺热咳喘、咽喉肿痛、口燥咽干、痰多声哑的小儿日常饮服，并有预防呼吸道疾病的作用，最宜秋燥时节保养。

　　市售秋梨膏由梨、蜂蜜、姜汁等多种材料熬制而成，食用方便，尤宜小儿润肺。

萝卜煮梨

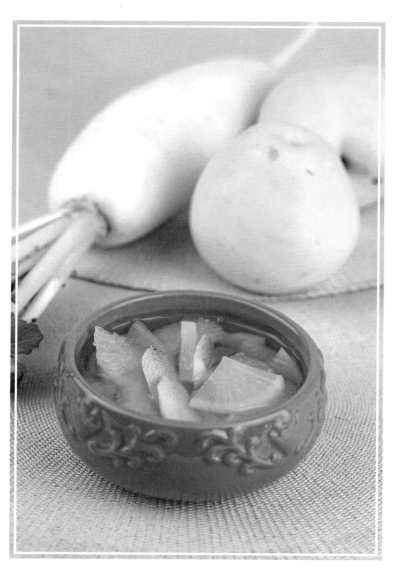

[出处]

《扶寿精方》。

[功效]

消痰降气，清热润肺，生津止渴，用于小儿咳喘、咽痛。

[材料]

白萝卜100克，雪梨1个。

[做法]

1 将白萝卜洗净，去皮，切片；

2 雪梨去皮、核，取果肉切块。

3 二者一起加水煎煮成汤，餐后频频饮用。

专家箴言

白萝卜也叫莱菔，可消积滞，化痰热，下气宽中，解毒，常用于咳嗽痰多、食积腹胀等。

白萝卜是治疗小儿咳喘的常用食材，安全有效，常服久服无碍。对于儿童来说，"萝卜白菜保平安"所言不虚。萝卜不仅能用于咳嗽痰多，增强免疫力，预防感冒，还能消除饮食积滞，促进消化。感冒咳嗽和食积是儿童最为常见的病症，萝卜正好都能防治，所以，儿童常吃萝卜，餐后常饮萝卜水，是防病抗病、日常保健的简单方法。

梨可生津润燥，清热化痰，常用于肺热及肺燥咳嗽、咽干口渴等。《日华子本草》说它"消风，疗咳嗽，气喘热狂；又除贼风、胸中热结；作浆吐风痰"。《本草求原》记载"梨汁煮粥，治小儿疳热及风热昏躁"。秋冬季节比较干燥，易上火咽痛、咳嗽生痰，常吃梨是对呼吸道最好的保养。生吃梨较为寒凉，煮过以后可有所缓解。

此方原名为"小儿咳喘方"，可见其善治小儿咳喘，尤宜热性咳嗽者。肺寒咳嗽及寒泻者不宜多吃。

延伸用法：萝卜汤

〔出处〕

《医部全录》。

〔功效〕

治嗽定喘，下气消胀，解毒，治小儿咳嗽痰多喘促、腹胀、气逆。

〔材料〕

白萝卜500克。

〔做法〕

将萝卜洗净，切片，入锅内，加适量水，煮烂取汁。频频饮用。

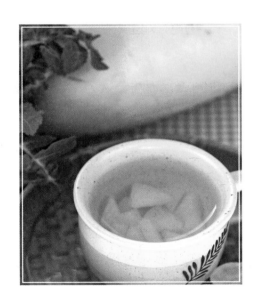

核桃鸡蛋羹

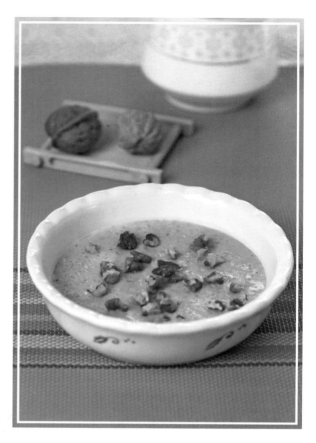

〔出处〕

民间验方。

〔功效〕

补肾气，润肺燥，止咳喘，用于小儿肾气不充及肺燥所致的咳嗽、哮喘。

〔材料〕

核桃仁10克，鸡蛋1个。

〔调料〕

香油、盐各适量。

〔做法〕

1 核桃仁炒熟，捣碎备用。

2 鸡蛋打入蒸碗中，加盐、香油和温水，搅打均匀。

3 蒸锅上火烧上汽，放入蒸碗，大火蒸10分钟，取出蒸碗，撒上捣碎的核桃仁即成。

专家箴言

核桃仁能温肺定喘，并能补益肾气，小儿肾气未充，容易发生肾虚咳嗽及哮喘症，用核桃仁补益调养，效果较好。鸡蛋可滋阴润燥、养血补虚，增强营养，提高免疫力，适合血虚肺燥、体质虚弱者食用。

此方可作为小儿早餐或夜宵食用，易被孩子接受，常食有养肺作用，可改善肺弱体虚的状况，促进儿童生长发育。

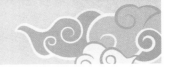

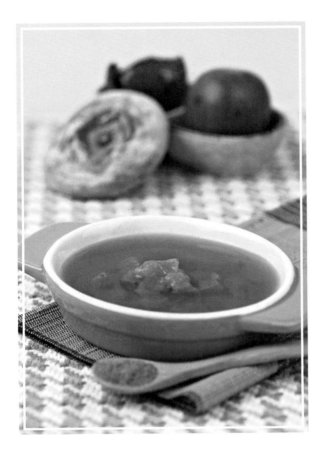

罗汉柿饼煎

〔出处〕

《中药大辞典》。

〔功效〕

清肺火，止咳血，用于小儿百日咳、肺热咳嗽、痰火咳嗽、咽痛失音。

〔材料〕

罗汉果粉10克，柿饼100克。

〔调料〕

冰糖适量。

〔做法〕

将柿饼切成丁，与罗汉果粉、冰糖一同放入锅中，加适量水，煮至柿饼软烂即成。每日分3次食用。

专家箴言

此方是治疗小儿百日咳的经验方。柿饼有润肺止血的作用，常用于痰嗽带血。《本草纲目》中说"柿乃脾、肺血分之果也。其味甘而气平，性涩而能收，故有健脾涩肠，治嗽止血之功"。罗汉果清肺热，止痰咳。常用于小儿百日咳、痰火咳嗽、肺火燥咳、咽痛失音。

脾胃虚寒、痰湿内盛、风寒咳嗽者不宜多吃。

花生煎

[出处]

《杏林医学》。

[功效]

润肺止咳，用于干咳久咳、
秋燥咽干、小儿百日咳。

[材料]

花生仁60克。

[调料]

冰糖20克。

[做法]

花生仁放入锅中，加适量水
煎煮，待果仁熟软时，加入
冰糖，继续煮沸即可。

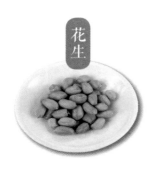

花生

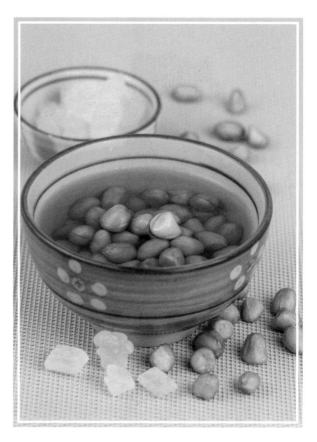

专家箴言

　　花生也叫落花生，有润肺的作用，常用于
肺燥咳嗽，其煎汁可治疗慢性气管炎、肺出血
等。《滇南本草》说它"盐水煮食治肺痨"。
《药性考》说它"生研用下痰，炒熟用开胃醒
脾，滑肠，干咳者宜餐，滋燥润火"。《杏林
医学》中记载："治久咳、秋燥，小儿百日
咳，花生（去嘴尖），文冰煎汤调服。"

　　体寒湿滞及肠滑便泄者不宜多吃。

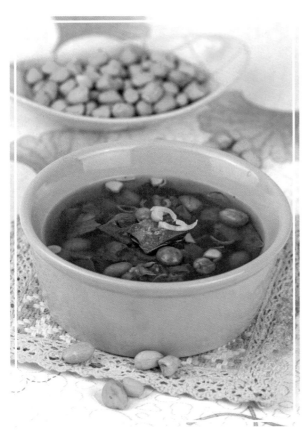

花生猪肺汤

[出处]

民间验方。

[功效]

补肺虚，润肺燥，用于久咳、小儿百日咳。

[材料]

花生30克，猪肺100克。

[调料]

葱花、料酒、盐各适量。

[做法]

1 将猪肺切丁，焯水，洗净。

2 锅中放入猪肺和适量水，烧开后撇去浮沫，放入花生和料酒，小火煮30分钟，加盐调味，撒上葱花即成。

专家箴言

　　猪肺可补肺虚，止咳嗽；花生能润肺止咳。二者合用，有补益肺气、润燥止渴的作用，适合百日咳、急性支气管炎、肺炎属热毒壅盛者，症见胸痛、发热、咳嗽、痰多黄稠等。亦可用于预防呼吸道疾病。

　　小儿百日咳病程长达二三个月，故有"百日"之称。久咳易损伤肺气，并发肺炎，严重危害儿童健康，常用此方可预防及促进恢复。

核桃
麦芽煎

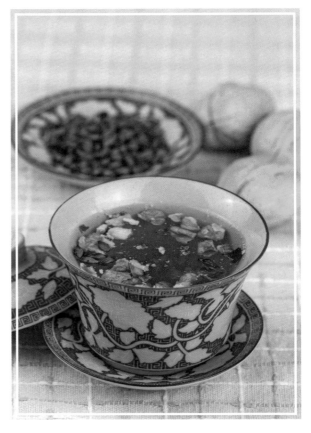

〔出处〕

《奇效简易良方》。

〔功效〕

补肾纳气，健脾消痰，用于
小儿虚寒咳嗽、痰喘。

〔材料〕

核桃仁20克，麦芽10克。

〔调料〕

冰糖适量。

〔做法〕

将核桃仁捣碎，与麦芽一同
放入锅中，加适量水煎汤，
加冰糖调味后饮服。

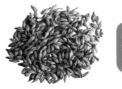

麦芽

专家箴言

　　核桃仁补肾纳气，温肺定喘，适合肾气
不足所致小儿虚寒咳喘者。麦芽也叫大麦芽，
可消食和中，下气消痰。《日华子本草》说它
"温中，下气，开胃，止霍乱，除烦，消痰，
破癥结"。《神农本草经疏》说它"消化水谷
及一切结积冷气胀满"。

　　此方也有"小儿咳喘方"之名，善治小儿
虚寒型咳嗽痰喘。痰热咳喘及阴虚火旺者不宜
多吃。

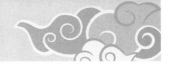
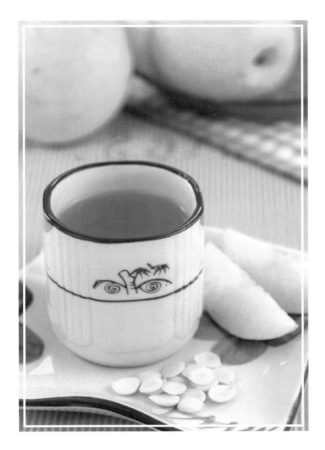

杏仁梨茶

〔出处〕

民间验方。

〔功效〕

润肺止咳，生津止渴，预防各类呼吸道感染。

〔材料〕

甜杏仁10克，梨150克。

〔调料〕

冰糖20克。

〔做法〕

1 将甜杏仁捣碎；梨去核，连皮一起切块。

2 将杏仁和梨一起放入锅中，加适量水，同煮30分钟。

3 滤渣取汤汁，加冰糖溶化即成，代茶饮用。

专家箴言

杏仁可祛痰，止咳，平喘，常用于防治外感咳嗽、喘满、喉痹。搭配生津润燥、止咳化痰的梨，有利于肺部及呼吸道的养护。在感冒流行季节，让孩子常饮此茶，可清肺护肺，预防疾病。杏仁有苦杏仁和甜杏仁之分，苦杏仁味苦，且有小毒，不宜多服，给孩子用甜杏仁比较安全。

此茶有通便作用，腹泻、便溏者不宜多饮。

图书在版编目（CIP）数据

古方中的养肺家常菜 / 余瀛鳌，陈思燕编著 . —北京：
中国中医药出版社，2020.9
（简易古食方护佑全家人丛书）
ISBN 978 – 7 – 5132 – 6255 – 2

Ⅰ . ①古…　Ⅱ . ①余…②陈…　Ⅲ . ①补肺 – 食物疗法 – 菜谱
Ⅳ . ① R247.1 ② TS972.161
中国版本图书馆 CIP 数据核字（2020）第 094524 号

中国中医药出版社出版

北京经济技术开发区科创十三街 31 号院二区 8 号楼
邮政编码　100176
传真　010-64405750
河北新华第二印刷有限责任公司印刷
各地新华书店经销

开本 710×1000　1/16　印张 12　字数 140 千字
2020 年 9 月第 1 版　2020 年 9 月第 1 次印刷
书号　ISBN 978 – 7 – 5132 – 6255 – 2

定价　59.00 元
网址　www.cptcm.com

社长热线　010–64405720
购书热线　010–89535836
维权打假　010–64405753

微信服务号　zgzyycbs
微商城网址　https：//kdt.im/LIdUGr
官 方 微 博　http：//e.weibo.com/cptcm
天猫旗舰店网址　https：//zgzyycbs.tmall.com

如有印装质量问题请与本社出版部联系（010-64405510）
版权专有　侵权必究